과학적으로 올바른

최강의
근육 트레이닝

과학적으로 올바른

최강의 근육 트레이닝

안노 다쿠마사 지음

—

조해선 옮김

CYPRESS
싸이프레스

들어가며

'근육 트레이닝을 이제 막 시작했는데, 이런 방식으로 계속해도 괜찮을까?'

'열심히는 하는데 좀처럼 성과가 나오질 않네.'

'바빠서 시간 내기가 힘드니 근육 트레이닝의 효과를 극대화시키는 방법을 알고 싶어.'

이 책은 이런 고민을 하는 사람들에게 '과학적으로 올바른 근육 트레이닝 방법'이 무엇인지 알려주기 위해 썼다. 그동안 나는 병원에서 물리 치료사이자 헬스 트레이너로 일하면서 스포츠과학이나 스포츠영양학 등 다양한 분야의 논문을 읽고 연구해왔다. 그렇게 알게 된 최신 연구 결과들을 모두 이 책에 담았다.

| 과학적으로 근거가 있는 올바른 정보인가?

몸에 좋은 운동법과 식사법을 실천하고자 할 때 우리는 가장 먼저 필요한 정보를 모은다. 그런데 요즘에는 방대한 양의 정보가 넘쳐난다. 인터넷 검색창에 '근육 트레이닝'이라는 키워드를 넣고 엔터를 치면 수백만 건의 검색 결과가 나온다. 신뢰할 만한 올바른 정보도 있지만 명확한 근거가 없는 모호한 정보도 많다. 지금은 인정받지 못하는 통설이나 속설, 과거의 상식도 다수 포함되어 있다.

이런 정보에 의존해서 근육 트레이닝을 하면 열심히 해도 그만큼의 효과를 못 본다. 자신의 나이, 체력에 맞지 않거나 이론적으로 잘못된 방법으로 운동하면 효과는커녕 부상을 입을 수도 있다. 근육 트레이닝을 할 때는 정보의 홍수 속에서 '진짜 정보'를 가려내 자신에게 맞는 방법을 찾는 것이 중요하다. 그러기 위해서는 우선 무엇이 과학적으로 근거 있는 정보인지 알고 있어야 한다.

의료 현장에서 벌어지는 모든 행위는 임상 연구로 얻은 과학적 근거에 기초해서 이루어진다. 의료 관계자들은 환자의 가치관과 생활환경을 고려해 최선의 방법을 선택하고 제공한다. 이를 '근거기반의학(EBM, Evidence Based Medicine)'이라고 부른다. 비단 의료 분야에서만 과학적 근거를 요구하는 것은 아니다. 오늘날에는 교육이나 정치 분야에서도 주관적 경험을 통해 얻은 모호함을 배제하고, 명확한 근거를 제시해야 한다는 목소리가 커지고 있다.

하지만 이제까지 근육 트레이닝 분야에서는 과학적 근거보다 주관적 경험에 기초한 방법론을 우선시해왔다. 이는 경험적 법칙을 더 중시해서가 아니라 명확한 과학적 근거를 제시한 연구 보고 자체의 수가 적어서 경험에 의존할 수밖에 없었기 때문이다. 그런데 근육 트레이닝 분야에 커다란 변화가 일어나기 시작했다.

| 근육 트레이닝 분야에 일고 있는 패러다임의 전환

최근 10년 동안 스포츠과학과 영양학은 눈부신 발전을 이루었다. 근육 트레이닝에 관한 연구 보고 수가 4배로 늘면서 전보다 더 많은 과학적 근거를 찾아볼 수 있게 되었다.

분자생물학은 근육 트레이닝으로 근육이 비대해지는 원리를 밝혀냈다. 생체역학과 운동학은 이제까지 주관적 경험을 바탕으로 제시해왔던 트레이닝 방법에 객관적 분석 결과를 내놓았다. 의학 분야에서도 근육을 키우고 근력을 강화하면 질병으로 인한 사망률이 낮아지고 불안 등으로 인한 정신 질환이 개선된다고 보고했다. 근육 트레이닝을 지속하는 방법에 관한 연구도 스포츠과학의 범주를 넘어 진화심리학, 진화생물학, 사회심리학, 뇌과학과 같은 여러 분야에서 이루어지는 중이다.

이처럼 여러 학문 분야에서 근육 트레이닝에 대한 연구가 급속히 발전하면서 과거의 상식이 새로운 상식으로 교체되고 있다. 동시에 과학적 근거를 바탕으로 한 근육 트레이닝 방법론이 제시되기 시작했다.

이 책에는 최신 연구 결과들을 모았다. 그리고 의학 논문과 스포츠 과학에 익숙하지 않은 독자도 쉽게 이해할 수 있도록 가능한 쉬운 말로 정리했다. 과학적으로 올바른 정보를 바탕으로 근육 트레이닝의 효과를 극대화하는 방법을 제공함과 동시에 근육 트레이닝이 건강에 미치는 긍정적 영향, 근육 트레이닝을 꾸준히 하려면 어떻게 해야 하는지에 대한 방법도 함께 소개할 예정이다.

스포츠과학 및 스포츠영양학 분야의 최신 지식을 습득하고 이를 운동과 식사에 적용해 자신에게 맞는 트레이닝 계획을 세워보자. 《과학적으로 올바른 최강의 근육 트레이닝》이 불필요한 곳에 힘을 쏟는 사람을 한 명이라도 줄이고, 모두의 일상과 인생을 풍요롭게 만드는 데 보탬이 된다면 저자로서 그보다 기쁜 일은 없을 것이다.

Contents

Intro
이 책에서 바로잡을 올바른 근육 트레이닝 상식

1
과학적으로 올바른 근육 트레이닝 방정식

2
과학적으로 올바른 근육 트레이닝 방법

이 책을 읽기 전에

'과학적으로 올바르다'라는 말의 의미

▶ 본론으로 들어가기 전에 과학적 근거가 무엇인지 간단히 짚고 넘어가자. 근거라고 해서 다 같은 근거는 아니다. 근거의 신뢰도에는 등급이 있기 때문이다. 근거 수준이 높으면 신뢰도가 높고 근거 수준이 낮으면 신뢰도가 낮다.

근거의 신뢰도는 어떤 방식으로 연구했느냐에 따라 결정된다. 이를 알면 근거를 해독하고 올바른 정보인지 아닌지 판단하는 데 도움이 된다.

개입 연구와 관찰 연구

▶ 근거 제시를 위해 이루어지는 연구 방법에는 개입 연구와 관찰 연구가 있는데, 차이점은 '비교의 질'에 있다.

개입 연구에서는 피험자를 조작된 실험 요인의 통제를 받는 '실험군'과 아무런 변화를 주지 않는 '대조군'으로 나눠서 실험하고 이 둘을 비교한다.

관찰 연구에서는 피험자를 적극적으로 통제하지 않고 일어나는 일을 그대로 관찰·기록한 다음 결과를 분석한다. 그래서 관찰 연구보다 개입 연구로 얻은 결과가 더욱 비교의 질이 높고 근거의 수준 역시 높다고 평가받는다.

위와 같이 근거 수준은 연구가 어떤 방식으로 이루어졌는지를 기준으로 판단한다. 개입 연구 중에서도 근거 수준이 가장 높다고 평가받는 것은 '무작위 대조 시험(RCT, Randomized Controlled Trial)'과 '이중 눈가림법(DBT, Double Blind Test)'을 결합한 연구다.

어떻게 서로 다른 연구를 결합하는지 살펴보자. 먼저 무작위 대조 시험을 하듯 피험자를 무작위로 선정한다. 조건을 통제했다는 사실을 피험자는 물론 연구자에게도 알려주지 않고 이중으로 숨긴 채 실험을 진행한다. 이렇게 하면 자신이 속한 실험 조건이 변경되었기 때문에 효과가 있다고 믿는 무의식적인 믿음, 다시 말해 플라시보 효과를 배제할 수 있다. 그러면 자연히 비교의 질과 함께 근거 수준도 높아진다. 이렇듯 무작위 대조 시험만으로도 충분히 높은 수준의 근거를 도출해낼 수 있다.

그러나 같은 대조 시험이어도 대상자를 무작위로 선정하지 않는 비무작위 대조 시험에서는 비교의 질이 떨어지므로, 이 연구 방식을 사용해 도출한 결과는 근거 수준이 다소 낮다고 평가받는다.

메타 분석과 체계적 문헌 고찰

▶ 근거 수준이 가장 높다고 평가받는 연구 방법은 메타 분석(meta analysis)과 체계적 문헌 고찰(systematic review)이다.

위의 연구 방법들이 높게 평가받는 이유는 과거에 보고된 연구 결과를 모두 모아서 분석하고 검토하기 때문이다. 이러한 방식으로 연구하면 출판 편향(publication bias)을 배제할 수 있다. 보통 '효과가 있다'라고 말하는 긍정적 논문보다 '효과가 없다'라고 말하는 부정적 논문이 출간될 가능성이 높은데, 이 현상을 출판 편향이라고 부른다.

부정적인 연구 결과만 취합하면 긍정적인 연구 결과는 묻히고 말 것이다. 이를 막기 위해 메타 분석과 체계적 문헌 고찰에서는 긍정적인 결과와 부정적인 결과를 모두 분석해 신뢰성 높은 결론을 이끌어낸다. 메타 분석과 체계적 문헌 고찰을 가리켜 근거 수준이 가장 높은 연구 방법이라고 평가하는 이유도 그 때문이다.

특히 원래도 근거 수준이 높은 무작위 대조 시험의 결과를 모아서 다시 메타 분석을 실시하는 연구 방법은 가히 최강이라 할 수 있다. 반대로 근거 수준이 낮은 결과만 모은다면 아무리 열심히 메타 분석을 해봤자 똑같이 근거 수준이 낮은 결과만 나온다. 메타 분석과 체계적 문헌 고찰 방식으로 연구하면 높은 수준의 근거를 도출해낼 수 있지만 분석의 결과는 그것의 바탕이 되는 연구의 질에 따라 좌우되므로 주의해야 한다.

근거 수준을 기준으로 연구 방법을 계층화한 것이 바로 아래 도표의 '근거 피라미드(evidence pyramid)'다.

도표 근거 피라미드

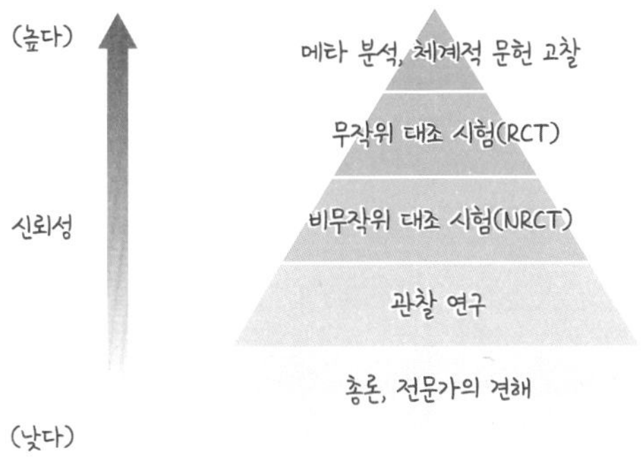

과학의 올바른 사용법

▶ 과학은 하루가 다르게 발전을 거듭하는 중이다. 하지만 과학 기술이 발달한 오늘날에도 우리 몸과 영양소의 기능 및 메커니즘에 관해서는 풀지 못한 수수께끼가 여전히 많이 남아 있다. 따라서 최신 연구 결과라고 해도

어디까지나 '현재 시점에서 유효한 근거'이며, '현재 시점에서 과학적으로 올바른 정보'다.

근육 트레이닝에 관한 연구가 본격적으로 이루어진 것은 최근 십수 년 정도의 일이다. 여전히 연구는 발전 단계에 놓여 있으며 다른 분야에 비해 연구 보고의 수도 많지 않다.

이 책에서는 가능한 최신 정보이면서 근거 수준이 높은 메타 분석과 체계적 문헌 고찰을 중점적으로 소개할 예정이다. 하지만 앞으로 새로운 기술이나 연구 방법이 개발되어 더욱 신뢰성 높은 연구 보고가 나온다면 그때까지 상식으로 여기던 이론도 상식이 아니게 될 수 있다. 그러므로 꾸준히 새로운 연구 결과를 찾아보고 지식을 업데이트해야 한다.

대부분의 연구는 통계 분석을 이용해 결과를 도출해낸다. 하지만 통계적 사실이라고 해도 완전히 일반화할 수는 없다. 만약 어떤 트레이닝이 근력 강화에 가장 효과적이라는 연구 결과가 나왔다고 해도, 그 결괏값에는 특정 범위에서 크게 벗어난 이상치(outlier)가 존재할 가능성이 있다. 그래서 대다수가 효과를 본 트레이닝을 똑같이 시도해도 일정 수의 사람들은 효과를 못 보는 경우가 생긴다. 통계적 사실과 경험적 사실 사이에 괴리가 생기는 것도 이러한 이유 때문이다. 그렇기에 끊임없이 최신 지식을 습득하고 연구 결과를 실제 트레이닝 현장에서 시험해 직접 효과를 검증하는 것이 중요하다. 새로운 지식을 습득하고 실제로 효과를 검증하는 과정을 거쳐 자신에게 딱 맞는 트레이닝 방법을 찾아내는 것이야말로 과학의 올바른 사용법이라고 할 수 있다.

RM이란?

▶ RM은 'Repetition Maximum(최대 반복 횟수)'의 약자다. 일정한 무게를 들고 동작을 몇 번 반복할 수 있느냐를 기준으로 삼아 운동 강도의 한계를 판단하기 위해 쓴다.

벤치에 누워서 바벨(역기)을 들어올리는 운동인 벤치프레스를 예로 들자면 온 힘을 다해 한 번 들어올릴 수 있는 중량을 '1RM'으로 보고, 이 중량을 '최대 근력'이라고 정의한다. 마찬가지로 5회 연속 들어올릴 수 있는 최고 중량은 5RM, 20회 연속으로 들어올릴 수 있는 최고 중량은 20RM이라고 표기한다.

또한 '1RM의 80%'라고 적혀 있으면 '최대 근력의 80%'라는 뜻이다. 쉽게 말해, 1RM이 100kg이라면 '1RM의 80%'는 80kg이다.

이 책에서는 트레이닝을 할 때 다루는 중량을 '운동 강도'라고 표기했다. 운동 강도는 흔히 고강도, 중강도, 저강도로 나뉘는데 RM을 기준으로 보면 아래와 같다.

>> 고강도: 1RM의 80% 이상
>> 중강도: 1RM의 60~79%
>> 저강도: 1RM의 60% 미만

그래프의 의미

▶ 이 책에서 소개하는 막대그래프는 다소 전문성을 띠고 있으므로 본론에 들어가기에 앞서 그래프 읽는 법을 소개하겠다.

먼저 막대그래프 위쪽의 '별(*)' 표시를 살펴보자. 이는 '유의미한 차이가 있다'라고 말할 때 쓴다. 즉, 나머지 그래프와 비교했을 때 '우연히 나온 값이 아니며 분명한 차이가 있다'라는 의미다.

'샵(#)' 표시는 유의미한 차이가 있는 그래프끼리 비교했더니 더욱 유의미한 차이가 나왔다고 말할 때 쓴다.

막대그래프 끝에 튀어나온 'T자'를 살펴보자. 이는 '오차막대(error bar)'라고 부르며 수치의 오차 범위를 나타낸다. 사람을 대상으로 연구하면 결과에서 개인차가 나

오게 마련이므로 그것을 나타낼 때 쓴다. T자가 길수록 오차 범위가 크고, 짧을수록 낮다.

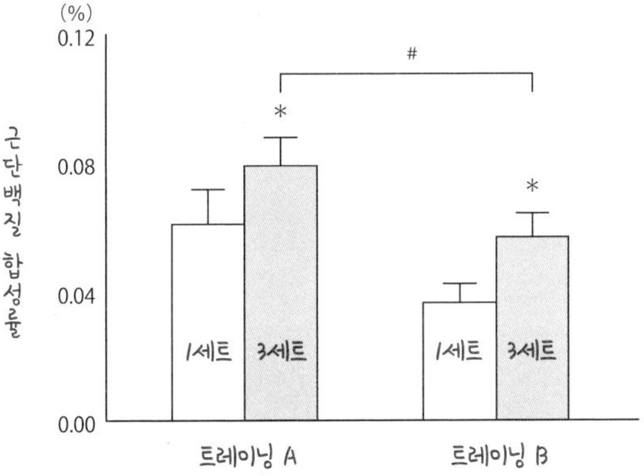

Intro

이 책에서 바로잡을
올바른
근육 트레이닝 상식

근육 트레이닝에 관한 새로운 상식 7

새로운 상식 1

: 근육 트레이닝의 성과를 결정하는 것은 무게가 아니다

근육을 키우고 싶다면 흔히 고강도 운동을 꾸준히 계속하라고 한다. 이 말이 이제까지 트레이닝을 할 때 상식처럼 여겨졌다. 하지만 최신 스포츠과학에서는 저강도 운동도 횟수를 늘리면 고강도 운동과 같은 효과를 낼 수 있다고 말한다. 다시 말해, 바벨 100kg을 10회 들어올리든 50kg을 20회 들어올리든 효과는 같다는 의미다.

그러면 근육 비대 효과를 극대화하려면 무엇을 의식하면서 운동해야 할까? 이에 대한 답변도 기존의 상식과는 달라졌다. 근육 비대 효과를 극대화하는 결정적 요소는 '운동 강도'가 아니라 '총부하량'이다. 총부하량은 '운동 강도(중량)×횟수×세트 수'로 정해진다. 현재 연구가 더욱 진전되어 근육 비대 효과를 극대화하기 위한 '근육 트레이닝 방정식'까지 나왔다. 이에 대해서는 1장에서 자세히 다루겠다.

새로운 상식 2
: 생체역학이 밝혀낸 '올바른 근육 트레이닝 자세'

'스쿼트로 엉덩이 근육을 단련하려면 어떤 자세가 효과적일까?'
'왜 벤치 프레스를 하면 어깨가 아플까?'
'데드리프트를 할 때는 어느 타이밍에 무릎을 펴야 할까?'

그동안 알려진 트레이닝 방법들은 트레이너의 주관적인 경험에 의존한 지도로 이루어졌다. 경험론은 실전에서 다져진 이론이며 분명 참고할 만한 정보다. 하지만 위와 같은 질문들에 과학적으로 근거 있는 답변을 제시하지 못하는 것도 사실이다.

최근 스포츠과학이나 영양학뿐 아니라 생체역학에서도 트레이닝과 관련된 연구 보고가 급속도로 늘고 있다. 생체역학에서는 바벨의 무게중심과 신체 각 관절 사이의 회전력(모멘트, 물체를 회전시키려고 하는 힘의 작용)을 도출해냈다. 이로써 자세가 근육 활동에 어떤 영향을 미치며 그 원리는 무엇인지를 이해하고, 관절에는 얼마나 부담을 주는

지도 예측할 수 있게 되었다. 생체역학 연구가 발전하면서 근육 트레이닝의 3대 운동이라 불리는 스쿼트, 벤치 프레스, 데드리프트의 올바른 자세와 방법론을 뒷받침하는 근거가 마련되기 시작했다.

2장에서는 근육 트레이닝의 효과를 극대화하는 준비 운동과 정리 운동을 하는 방법, 생체역학에 기초한 스쿼트와 벤치 프레스, 데드리프트의 올바른 자세와 효율을 높이는 트레이닝 방법에 대해 설명하겠다. 이 부분을 읽으면 앞선 질문의 답을 이해하고 자신의 몸 상태에 맞는 '올바른 트레이닝 방법'이 무엇인지 알게 될 것이다.

새로운 상식 3

: 기존 상식을 뒤엎는 최적의 단백질 섭취 방법

지금까지의 상식에 따르면 단백질 섭취에 가장 좋은 시기, 이른바 골든타임은 근육 트레이닝을 마친 직후다. 근육 트레이닝을 한 직후에는 근단백질의 합성 반응이 높아지므로 그때 단백질을 섭취하는 것이 분명 효과적이다.

하지만 최신 스포츠영양학에서는 그것만으로는 설명이 부족하다고 말한다. 왜냐하면 근육 트레이닝 직후 상승한 근단백질의 합성 반응은 24시간 동안 유지되기 때문이다. 즉, 단백질 섭취는 근육 트레이닝 후 24시간 내에만 하면 된다.

연구자들은 근육 트레이닝 후 24시간 이내에 섭취해야 할 최적의 단백질 섭취량을 밝혀냈으며, 섭취의 길잡이가 되어줄 지표도 제시했다. 나아가 근육 트레이닝에 효과적인 식품의 종류와 섭취 방법, 근단백질의 합성을 촉진하는 '질 좋은 단백질을 판별하는 방법'도 속속 밝혀내는 중이다.

3장에서는 근육 트레이닝의 효과를 극대화하는 단백질 섭취 방법에 관한 새로운 상식을 이야기하겠다. 그런데 그 전에 짚고 넘어가야 할 것이 있다. 단백질을 많이 섭취해도 신장(콩팥)은 괜찮을까?

새로운 상식 4

: 단백질을 많이 섭취해도 신장은 손상되지 않는다

근육량을 늘리려면 근육의 바탕이 되는 근단백질의 합성량을 늘려야 한다. 따라서 단백질은 반드시 섭취해야 한다. 근육 트레이닝을 하는 사람에게 단백질은 꼭 필요한 영양소임에도 불구하고 그동안은 '단백질을 과다 섭취하면 신장에 나쁜 영향을 미친다'라는 말이 상식으로 여겨졌다. 이러한 말 때문에 불안한 마음을 안은 채로 단백질 보충제를 마시는 사람도 많았던 듯하다.

신장은 우리 몸에 쌓인 노폐물을 배출하고 체내 수분량을 조절하는 중요한 역할을 맡고 있다. 과거에 동물 실험에서 단백질을 과다 섭취하면 신장이 손상된다는 문제가 지적된 이후부터 신부전 치료에 단백질 섭취를 제한하는 식이 요법이 중시되었다. 그러면서 '단백질을 섭취하면 신장이 손상된다'라는 인식이 생겨났다.

뒤에서 자세히 다루겠지만 단백질과 신장의 관계를 둘러싼 문제에 대한 답을 명확히 알려면 개입 연구를 해야 하는데, 그러기에는 현실적으로 어려움이 많다. 그래서 이 문제를 두고 긍정파와 부정파는 오랜 논의를 이어왔다.

그런데 최근 연구자들이 전례 없는 대규모 관찰 연구를 실시했다. 그 결과 단백질을 함유한 식품을 제대로 파악해서 과다 섭취하지만 않으면 신장은 손상되지 않는다는 사실을 알아냈다. 단백질은 신장을 공격하는 적군으로 알려졌지만 사실은 그렇지 않다는 것이다.

새로운 상식 5
: 어떤 건강보조식품이 근육 트레이닝에 효과적일까?

많은 사람이 미용과 건강 관리를 위해 일상적으로 건강보조식품을 애용한다. 근육 트레이닝을 하는 사람에게도 건강보조식품은 매우 친숙할 것이다. 최근에는 신체 능력을 높이는 영양소와 성분이 든 에르고제닉 에이드(ergogenic aid)라는 건강보조식품이 주목받았다.

기존에 알려진 건강보조식품 중에는 과학적으로 검증되지 않았거나 별다른 효과를 볼 수 없는 제품도 많다. 건강보조식품을 섭취할 때는 반드시 과학적으로 효과와 안정성을 인정받은 제품인지 확인해야 한다. 최근 효과가 부정되거나 질병을 일으킬 위험이 있다고 지적받은 제품도 있다. 그러나 좋고 나쁨을 판단할 명확한 기준이 없던 탓에 반신반의하면서도 해당 제품들을 그냥 섭취해온 것이다.

그러던 차에 2018년, 국제스포츠영양학회(ISSN)가 근육 트레이닝용 건강보조식품의 효과에 관해 검토한 보고서를 발표하면서 건강보조식품을 판별하는 새로운 상식이 될 분류표를 제시했다.

3장에서는 질 좋은 단백질을 섭취하려면 어떤 방식으로 식사해야 하는지, 단백질 보충제를 비롯한 건강보조식품은 언제 섭취하면 좋은지, 새로운 분류표를 기준으로 근육 트레이닝에 효과가 있는 건강보조식품과 효과가 없는 건강보조식품은 무엇인지 최신 연구 결과를 바탕으로 설명하겠다.

» 새로운 상식 6

: 근육 트레이닝은 질병에 강한 몸을 만든다

기존에는 건강에 도움이 되는 운동이 무엇이냐고 물으면 주로 걷기나 달리기 같은 유산소 운동을 권장했다. 그런데 최근 공중위생학에서는 새로운 움직임이 일고 있다. 2017년 호주의 시드니대학교에서 발표한 연구 보고가 큰 화젯거리로 부상했다. 논문의 내용을 요약하면 다음과 같다.

일주일에 2회 이상 근육 트레이닝을 하면 암으로 인한 사망률이 30% 감소하고, 그 밖의 모든 질병으로 인한 사망률도 20% 감소한다. 헬스장에서 하는 기구 운동뿐 아니라 집에서 하는 맨몸 운동으로도 같은 효과를 얻을 수 있다. 게다가 근육 트레이닝(대부분 무산소 운동)은 유산소 운동보다 더욱 효과적으로 사망률을 감소시킨다고 한다.

여러 분야의 연구 보고에 따르면 근육 트레이닝은 혈압 저하를 비롯해 포도당대사 개선, 전신성 염증 감소와 같은 복합적인 효과를 낸다. 근육 트레이닝을 하면 사망률이 감소하는 것도 이러한 이유 덕분이다.

게다가 근육은 우리 몸을 만드는 원료인 아미노산의 저장고 역할을 한다. 우리 몸은 아미노산이 부족해지면 근육에 쌓아두었던 아미노산을 분해해 에너지원으로 활용한다. 다시 말해, 근육량이 많으면 많을수록 아미노산을 더욱 많이 저장해둘 수 있다. 근육에 저장해둔 아미노산이 많으면 그만큼 회복력이 높아져서 병이 나거나 다쳐도 빠르게 낫고 수술 예후도 좋다는 연구 보고가 있다.

근육 트레이닝이 질병이나 부상 치료에 효과적이라는 연구 보고는 기존에는 없었다. 이는 최신 연구로 밝혀낸 새로운 성과이며, 근육 트레이닝이 오늘날 세계의 주목을 받는 이유이기도 하다.

새로운 상식 7

: 왜 근육 트레이닝을 꾸준히 지속하지 못할까?

적지 않은 사람들이 근육 트레이닝을 시작해도 며칠 못 가고, 헬스장을 끊어도 처음에만 열심히 다닌다. 건강에 도움이 된다는 것을 알면서도 왜 우리는 근육 트레이닝을 꾸준히 지속하지 못할까?

그동안은 보통 '의지가 약하거나 끈기가 없어서'라는 의견이 많았다. 그런데 진화론에 따르면 운동을 꾸준히 지속하지 못하는 진짜 원인은 수백만 년에 걸친 인간의 진화 과정에 있었다. 행동경제학과 심리학에서는 '행동의 습관화'를 다룬 연구에 주목한다. 해당 분야의 연구자들은 금전적 보상과 근육 트레이닝의 관계, 목표를 달성하기 위해 다양한 유혹을 피하는 방법과 같은 독특한 연구 보고를 잇달아 내놓고 있다.

4장에서는 근육 트레이닝과 질병의 관계, 근육 트레이닝을 꾸준히 지속하지 못하는 이유, 근육 트레이닝을 지속하기 위한 기술에 대해 자세히 설명할 예정이다.

I

과학적으로

올바른

근육 트레이닝 방정식

근육을 키우는 방정식

| 왜 근육 트레이닝을 할까?

간단히 '근육 트레이닝'이라고 통칭하지만 목적에 따라 해야 할 트레이닝의 종류는 사뭇 달라진다. 탄탄해 보이는 근육질 몸매를 원하는가? 혹은 물리적인 힘이 세지는 강인한 체력을 원하는가?

근육 트레이닝을 시작하기 전에 가장 먼저 해야 할 것은 '무엇을 위해 근육 트레이닝을 하는가?'라고 자신에게 물어 목적과 지향점을 명확히 하는 것이다. 스포츠과학 분야에서는 근육 트레이닝의 목적을 크게 2가지로 나눈다.

》근육을 키운다 = 근육 비대

》근력을 기른다 = 근력 강화

근육 비대는 떡 벌어진 가슴, 아름답게 갈라진 복근, 불끈 솟은 팔뚝처럼 겉보기에 근사한 몸을 만들고 싶을 때 하는 트레이닝이다. 이 책의 독자를 비롯해 수많은 사람이 이러한 모습을 꿈꾸며 근육 비대 트레이닝에 임하지 않을까 싶다.

한편 근력 강화는 이전보다 무거운 중량을 들어올리거나 더 빠르게 달리는 등 근육 자체의 힘을 끌어올리고 싶을 때 한다. 경기에서 이기거나 기록을 경신하는 것이 목표인 운동선수가 주로 하는 트레이닝이 바로 근력 강화 트레이닝이다.

일을 할 때든 경기를 뛸 때든 과제를 해결해 성공을 거두려면 우선 목적을 정하고 해당 분야의 정해진 규칙과 체계를 이해한 다음 전략적으로 수단을 선택해야 한다. 이는 근육 트레이닝을 할 때도 마찬가지다.

그러니 근육 트레이닝을 하기 전에 목적을 분명히 하자. 그러고 나서 목적 달성을 위한 규칙과 체계, 과제 해결을 위한 수단을 도출하는 데 필요한 방정식을 이해하는 것이 중요하다. 이론을 명확히 이해하면 게임을 공략하듯 근육 트레이닝을 할 때도 전략적으로 목적을 향해 나아갈 수 있다.

| 근육 비대 효과는 근단백질의 합성에 달렸다

최근 스포츠과학 분야에 분자생물학, 생체역학, 뇌과학과 같은 다른 분야의 최신 연구가 도입되면서 기존에는 미지의 영역이었던 근육 비대와 근력 강화에 관한 메커니즘이 속속들이 밝혀지고 있다.

먼저 근육 비대의 원리는 어떤지 자세히 알아보자. 근육은 수천에서 수십만 개에 달하는 근섬유 다발로 구성되어 있다(도표 01). 근섬유 하나하나의 크기를 키우면 근육이 비대해진다. 근섬유를 구성하는 요소는 길고 가느다란 형태의 근원섬유이며 이들은 액틴(actin)과 미오신(myosin)이라는 근단백질로 이루어져 있다.

근섬유의 크기를 키우려면 근단백질의 합성이 일어나야 한다. 근단백질은 24시간 내내 합성과 분해를 반복한다. 평소처럼 식사를 통해 충분한 영양소를 섭취하면 근단백질의 합성과 분해가 균일하게 일어나므로 우리 몸의 근육량은 그대로 유지된다(도표 02). 이때 트레이닝을 병행하면 근단백질의 합성이 분해보다 많아져서 근섬유가 커진다.

그렇다면 어떻게 해야 근단백질의 합성이 활발해질까? 이 질문에 대한 해답은 포유류 라파마이신 표적(mTOR, mammalian Target Of Rapamycin)이라는 이름의 단백질에서 찾을 수 있다. 줄여서 엠토르(mTOR)라고도 불리며 세포의 증식과 분화, 자가포식 작용(세포 내의 불필요한 물질을 스스로 먹고 소화시켜 재활용할 수 있는 최소 물질로 쪼개는 과정-옮

도표 01

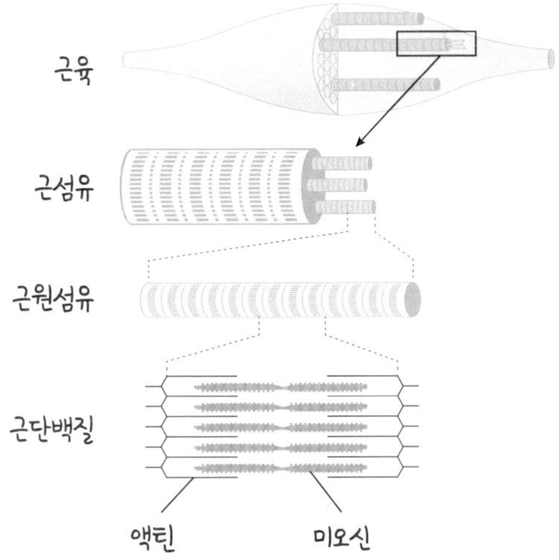

도표 02

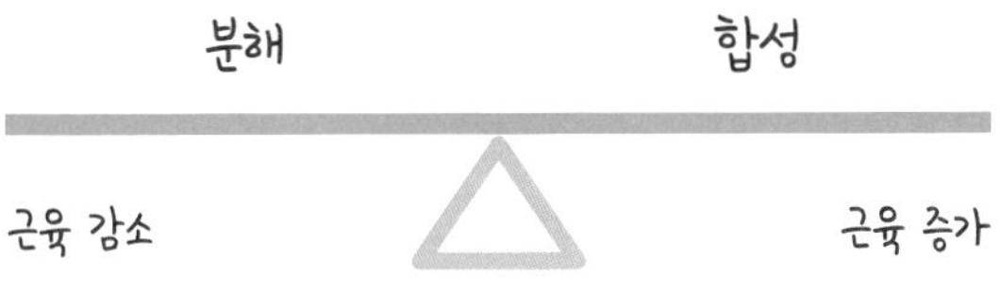

긴이)의 조절이라는 중요한 역할을 맡고 있다.

예를 들어, 덤벨을 몸 쪽으로 당겼다가 머리 위로 들어올리면 상완이두근(위팔 앞쪽 근육)의 근섬유가 수축하면서 강한 힘이 발휘된다. 이때 근섬유의 수축이 근단백질의 합성을 촉진하는 스위치로 작용한다.

근섬유가 수축하려고 하면 근섬유 내의 근소포체에서 칼슘 이온(Ca^{2+})을 내보낸다. 이어서 근섬유가 수축하면 그 자극으로 세포막을 구성하는 포스파티드산(PA)과 세포의 성장을 조절하는 인슐린유사성장인자(IGF-1)의 분비가 증가한다. 이 3가지가 엠토르를 활성화시키는 요소다.

도표 03

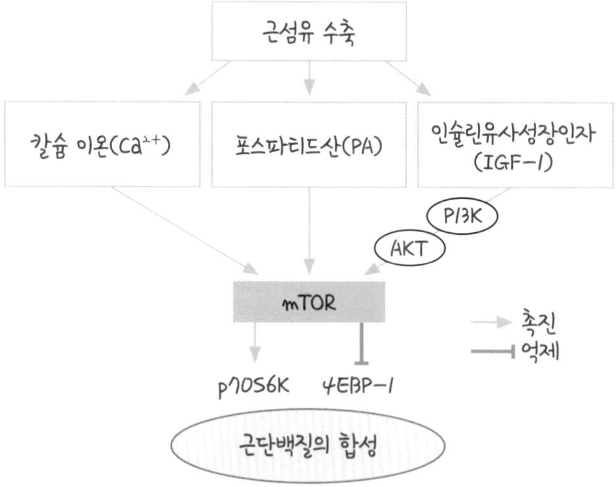

엠토르는 근단백질의 합성을 촉진하는 p70S6K를 활성화시키고 근단백질의 합성을 억제하는 4EBP-1은 비활성화시킨다. 근육 트레이닝을 하면 근단백질의 합성이 활발해져 근섬유의 크기가 커지고 결과적으로 근육이 비대해지는 것도 이러한 일련의 메커니즘이 작용하는 덕분이다(도표 03).

| 근육 비대 효과를 좌우하는 운동단위

상완이두근을 구성하는 근섬유는 평균 21만 개라고 알려져 있다. 단순히 생각했을 때 근육 비대의 효과를 극대화하려면 근섬유 21만 개를 전부 수축시켜야 할 것만 같다. 어떻게 해야 모든 근섬유를 수축시킬 수 있을까?

이에 대한 답을 설명하기에 앞서 1965년 미국 하버드대학교의 헤네만(Henneman) 박사팀이 제시한 '크기의 원리(size principle)'에 대해 알아보자. 근육은 강한 근력이 필요해지면 발휘할 힘의 크기에 맞춰 작은 운동단위서부터 큰 운동단위 순으로 근섬유를 동원하는데, 이를 크기의 원리라고 부른다. 이 원리를 이해하려면 먼저 근섬유를 수축시키는 운동단위(motor unit)의 구조를 이해해야 한다.

도표 04

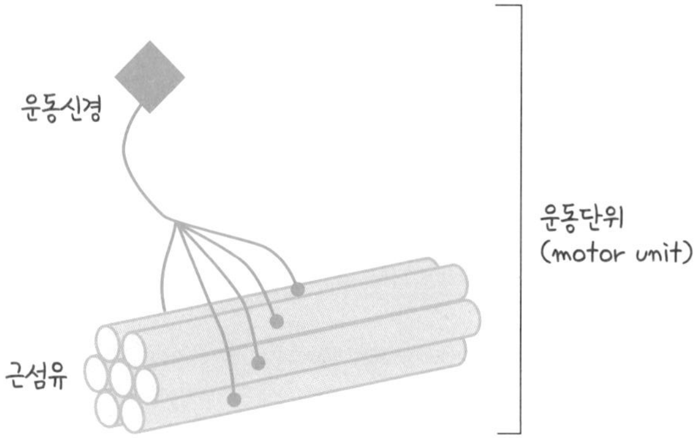

척수에서 뻗어 나오는 하나의 운동신경은 여러 개의 근섬유와 한 묶음으로 연결되어 있으며, 이들의 수축을 제어한다(도표 04). 이 하나의 묶음을 '운동단위'라고 부른다. 운동단위는 하나의 운동신경이 수십 개의 근섬유를 지배하는 '작은 운동단위'와 수백 개에서 수천 개의 근섬유를 지배하는 '큰 운동단위'로 나뉜다. 온몸의 근육에는 이처럼 크고 작은 운동단위가 다양한 비율로 분포되어 있다.

우리 몸은 발휘하는 힘의 강도에 맞춰 수축에 동원할 운동단위에 변화를 준다. 예를 들어 저강도로 운동할 때는 작은 운동단위가 먼저 동원되고, 강도를 높일수록 큰 운동단위가 동원되며 수축하는 근섬유의 수도 증가하는 식이다. 즉, 수축하는 근섬유의 수는 발휘하는 힘의 강도에 맞춰 크고 작은 운동단위를 적절히 활용하는 크기의 원리에 따라 결정된다. 수축하는 근섬유의 수가 발휘하는 힘의 강도에 따라 달라진다면 고강도로 운동하는 편이 더 많은 근섬유를 수축해서, 근육 비대에 효과적이라고 생각할 수 있다.

2009년 미국스포츠의학회(ACSM, American College of Sports Medicine)는 고강도의 운동이 근육 비대에 효과적이라는 내용의 공식 성명을 발표했다. 구체적으로 "근육 트레이닝으로 근육 비대의 효과를 높이려면 1RM의 70% 이상 되는 고강도로 초보자는 8~12회, 경험자는 1~12회 실시하는 것을 권장한다"라고 밝혔다.

위와 같은 공식 성명은 효과적인 근육 비대를 위한 상식이 되었으며, 이를 바탕으로 미디어나 트레이너들도 고강도의 운동을 권하기 시작했다.

| 근육 비대에는 고강도 운동만이 답일까?

그러나 강도 높은 운동은 신체에 큰 부담을 주므로 근육 트레이닝 초보자나 미경험자, 고령자는 하기 힘들다. 그뿐 아니라 운동 강도가 높으면 고통과 괴로움이 따르기 때문에 근육 트레이닝을 꾸준히 지속하기도 어렵다.

그동안은 저강도로 운동하면 크기의 원리에 따라 작은 운동단위만 동원되고 큰 운동단위는 동원되지 않아서 근육 비대 효과를 충분히 낼 수 없다고 여겨져왔다. 그런데 최근 연구를 통해 저강도 운동도 특정 조건을 충족하면 작은 운동단위뿐 아니라 큰 운동단위까지 동원되어 고강도 운동과 동일한 효과를 낼 수 있다는 사실이 밝혀졌다. 실제로 미국스포츠의학회가 공식 성명을 발표했을 때와 같은 시기에 아미노산 추적체를 이용한 새로운 측정 기술로 근단백질의 합성 작용을 직접 측정하는 연구가 이루어졌다. 그 결과 기존의 상식을 뒤엎는 새로운 데이터가 보고되었다.

》총부하량을 높이면 저강도 운동으로도 고강도 운동을 할 때와 동일한 근육 비대 효과를 기대할 수 있다.

》총부하량은 '운동 강도(중량)×횟수×세트 수'에 따라 결정된다.

이 연구 결과는 근육 트레이닝의 상식을 완전히 뒤바꿔놓았다. 현재는 연구가 더욱 진행되어 근육 비대 효과를 극대화하기 위한 '근육 트레이닝 방정식'까지 나왔다. 방정식은 아래와 같다.

> **근육 비대 효과**
> **= 총부하량(운동 강도 × 횟수 × 세트 수) × 세트 사이의 휴식 시간 × 관절 가동 범위 × 운동 속도 × 근육 수축 양식 × 주 단위 운동 빈도**

이제부터는 근육 비대의 효과를 극대화하는 근육 트레이닝 방정식의 각 요소에 대해 최신 스포츠과학의 관점에서 하나씩 설명하겠다. 먼저 총부하량이 무엇인지 살펴보자.

총부하량
: 근육 비대 효과를 높이려면 무거운 바벨을 들어야 한다?

| 근육 비대는 총부하량으로 결정된다

많은 사람이 근육을 키우기 위해 매일같이 무거운 바벨이나 덤벨을 들고 높은 강도의 운동을 반복한다. 하지만 앞서 이야기했듯이, 최근 스포츠과학에서는 '저강도 운동도 총부하량을 높이면 고강도 운동과 동일한 근육 비대 효과를 낼 수 있다'라고 본다. 이는 고되게 운동하는 사람에게 기쁜 소식이 아닐 수 없다.

총부하량은 '운동 강도(중량)×횟수×세트 수'로 정해지는데, 이 주장을 뒷받침하는 근거 중 하나가 다음의 연구 보고다. 2010년 캐나다 맥마스터대학교의 버드(Burd NA) 박사팀은 동일한 강도로 세트 수를 다르게 운동했을 때 어떤 결과가 나오는지 실험을 했다. 트레이닝

도표 05

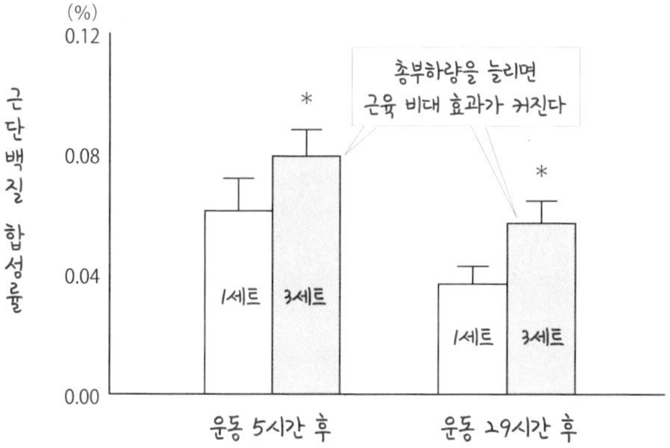

출처: Burd NA, 2010.

경험자를 A와 B로 나누고 A 그룹에는 1RM의 70% 이상의 강도로 하체 운동인 레그 익스텐션(leg extension) 1세트를, B 그룹에는 3세트를 시켰다.

운동을 마친 후 평균 총부하량을 측정했더니 1세트를 한 A 그룹은 942kg, 3세트를 한 B 그룹은 2,184kg이 나왔다. 근단백질의 합성률은 총부하량이 높았던 B 그룹에서 눈에 띄는 증가세를 보였다. 이 결과는 '운동 강도가 같을 때 세트 수를 늘려서 총부하량을 높이면 근육 비대 효과가 커질 가능성이 있다'라는 사실을 보여준다(도표 05).

박사팀은 저강도 운동을 해도 총부하량을 늘리면 정말 근육 비대 효과가 커지는지도 검증했다. 이번에는 1RM의 90%라는 고강도 그

도표 06

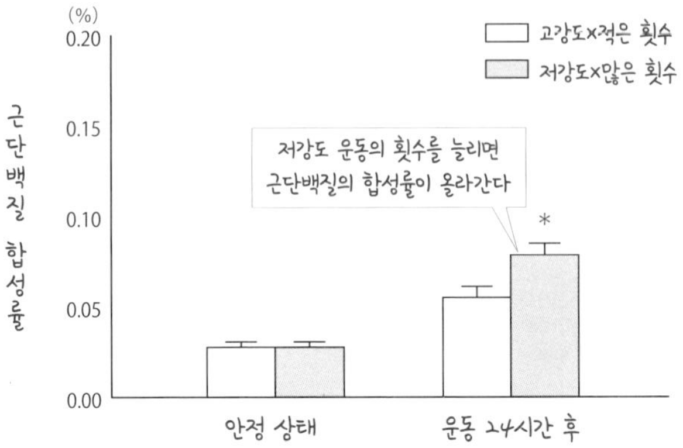

출처: Burd NA, 2010.

룹과 1RM의 30%라는 저강도 그룹으로 나눠 레그 익스텐션을 시켰다. 그러자 고강도 그룹의 운동 횟수는 5회 정도에 그친 반면, 저강도 그룹은 24회를 해냈으며 총부하량은 각각 710kg과 1,073kg을 기록했다. 근단백질의 합성률은 총부하량이 높은 저강도 그룹에서 더 높은 증가를 보였다(도표 06).

위의 실험은 저강도 운동도 횟수를 늘려서 총부하량을 높이면 고강도 운동과 마찬가지로 근육 비대 효과를 낼 수 있다는 사실을 증명해냈다.

| 총부하량이 장기적으로 트레이닝에 미치는 영향

앞서 소개한 연구 결과는 근단백질의 합성률과 근육 비대의 단기적 효과를 조사한 것이다. 그러나 운동하는 사람에게 중요한 것은 지속적으로 트레이닝을 했을 때 얻을 수 있는 장기적 효과다.

2012년 맥마스터대학교의 미첼(Mitchell CJ) 박사팀은 트레이닝 미경험자를 대상으로 레그 익스텐션을 1RM의 80%로 하는 고강도 그룹과 1RM의 30%로 하는 저강도 그룹으로 나누어 데이터를 검증했다. 총 10주 동안 일주일에 3회, 하루에 3세트씩 녹초가 될 때까지 운동을 시켰다.

실험이 끝나자 피험자는 모두의 대퇴사두근(허벅지 앞쪽 근육) 근육량이 증가했지만 각각의 그룹 사이에 두드러진 차이는 보이지 않았다. 2016년 같은 대학교의 모턴(Morton RW) 박사팀이 진행한 다관절 운동(2개 이상의 관절을 사용하는 운동)에 관한 연구도 동일한 결과를 얻었다.

즉, 장기적 관점에서도 저강도 운동의 횟수를 늘려서 총부하량을 높이면 고강도 운동을 하는 것과 동일한 근육 비대 효과를 낼 수 있다. 그리고 2017년에 이에 관한 여러 연구를 정리한 메타 분석에서도 저강도든 고강도든 총부하량만 높이면 근육 비대 효과를 낼 수 있다는 결과가 나왔다.

현재는 이와 같은 연구 보고가 '근육 비대의 효과는 총부하량으로 결정된다'라는 근육 트레이닝의 새로운 상식을 더욱 든든하게 뒷받침해주고 있다.

| 근육을 키우고 싶다면 총부하량을 늘려라

크기의 원리에 따르면 저강도 운동을 하면 근수축에 작은 운동단위가 동원되고 큰 운동단위는 동원되지 않는다. 그러니 모든 근섬유를 골고루 수축시키려면 얼핏 고강도 운동을 해서 큰 운동단위까지 동원해야 되는 것으로 생각할 수 있다. 그렇다면 저강도 운동도 고강도 운동과 마찬가지로 충분히 근육 비대 효과를 낼 수 있다는 주장에 의문이 남는다. 이 물음에 대해 노르웨이 과학기술대학교의 베스타(Westad C) 박사팀이 답을 내놓았다.

이들은 승모근(어깨 위쪽 근육)에 지속적으로 저강도의 부하를 걸어 근육을 피로하게 만들면 '운동단위 사이클'이 생겨 작은 운동단위뿐 아니라 점차 큰 운동단위도 동원된다는 사실을 밝혀냈다. 즉, 저강도 운동도 횟수를 늘려서 지칠 때까지 반복하면 작은 운동단위를 돕기 위해 큰 운동단위까지 동원된다는 것이다.

영국 사우샘프턴솔렌트대학교의 피셔(Fisher J) 박사팀의 연구도 동일한 결과에 도달했다. 그들은 운동단위 사이클에 관한 메커니즘을 빠짐없이 검토한 후 저강도 운동을 녹초가 될 때까지 하면 모든 근섬유가 수축해 고강도 운동과 똑같은 근육 비대 효과를 낼 수 있을 것으로 추측된다며 베스타 박사팀의 연구에 힘을 실어주었다.

이제 우리의 인식은 근육의 크기를 키우고 싶다면 '고강도 운동을 하라'에서 '운동에 따른 총부하량을 높여라'로 변하고 있다. 미국스포츠의학회의 공식 성명이 발표된 지 10년이 지난 지금은 총부하량의 증가에 영향을 미치는 다양한 트레이닝 인자를 검증해 최적의 솔루션을 찾아냈다.

이어서 운동의 총부하량을 높이는 요소 중 하나인 세트 사이의 휴식 시간에 대해 살펴보자.

세트 사이의 휴식 시간
: 세트와 세트 사이에 2분 이상 쉬어라

| 간과하기 쉬운 휴식 시간의 중요성

근육 트레이닝을 하는 사람의 대부분은 '어떤 기구를 이용'해서, '몇 세트'를 운동할지 정하기 위해 세세하게 계획을 세운다. 그런데 이들이 종종 간과하는 것이 있다. 바로 휴식 시간이다. 근육 비대 효과를 극대화하려면 반드시 세트와 세트 사이에 휴식 시간을 넣어줘야 한다.

세트 사이의 휴식 시간이 근육 비대에 영향을 미친다는 사실은 다양한 연구를 통해서 검증되었으며, 전문가들 사이에서도 별다른 이견 없이 받아들여지고 있다. 그러나 어느 정도가 가장 적절한 휴식 시간인지는 트레이닝 경험 여부, 성별 등에 따라 달라진다. 지금부터 소개할 사례를 반드시 기억해두었다가 트레이닝 계획에 반영해보기 바란다.

| 얼마나 쉬어야 좋을까?

스포츠과학 분야에서는 어느 정도가 적절한 휴식 시간인지를 두고 단시간파(1분)와 장시간파(3~5분)로 나뉘어 오랫동안 논의를 이어왔다. 단시간파는 1분 정도의 휴식이 근육 비대 효과를 가장 높인다고 말하며, 주장의 근거로 성장호르몬 분비의 증가를 든다.

한 실험에서 세트 사이의 휴식 시간을 1분, 1분 30초, 2분으로 설정하고 피험자에게 벤치 프레스와 스쿼트를 4세트씩 시켰다. 운동을 마친 후 성장호르몬과 테스토스테론의 농도를 측정했더니 휴식 시간이 1분, 1분 30초인 경우에 성장호르몬이 증가했다.

단시간파는 이 결과를 근거로 들며 '세트 사이의 휴식 시간은 1분 정도가 적절하다'라는 주장을 펼쳤다. 이것이 여러 미디어를 통해 알려지면서 '세트 사이의 휴식 시간을 짧게 하는 편이 성장호르몬의 분비를 촉진시켜 근육 비대에 효과적이다'라는 견해가 상식으로 자리 잡았다.

그런데 그 후 다른 연구를 통해 성장호르몬의 증가는 근단백질의 합성 작용과 근육 비대에 영향을 미치지 않는다는 사실이 밝혀졌다.

2012년 맥마스터대학교의 웨스트(West DW) 박사팀은 근육 비대에 관여한다고 알려진 여러 요인이 실제로 그러한지 검증을 시도했다. 이들은 우선 피험자에게 12주 동안 근육 트레이닝을 시켰다. 그러자 근육량이 20% 증가했다. 그다음 성장호르몬과 테스토스테론, 인슐린유사성장인자(IGF-1) 등이 근육량 증가에 영향을 미쳤는지 살펴보았다. 그러나 이들 요인과 근육 비대 사이에 의미 있는 연관성은 찾아볼 수 없었다.

2013년 같은 대학교의 미첼 박사팀은 웨스트 박사팀의 연구를 재차 검증한 후 같은 결과를 보고했다. 연구팀은 '운동 후 일시적인 성장호르몬의 증가는 근단백질의 합성이나 근육 비대에 영향을 미치지 않는다'라고 결론지었다. 덧붙여 근육 비대는 운동단위의 충분한 동원으로 활성화된 세포 내의 메커니즘에 따라 근단백질의 합성 작용이 촉진되었을 때 발생한다고 설명했다. 즉, 세트 사이의 휴식 시간이 짧을수록 근육 비대에 효과적이라는 말은 신빙성이 없다.

| 적당한 휴식 시간은 사람에 따라 다르다

나이, 성별, 성격, 운동 능력, 트레이닝 경험 여부에는 개인차가 있다. 일례로 널리 알려져 있듯이 남녀는 근육량이나 근육 내의 물질대사, 혈류 등의 회복 기전이 다르다. 그런데 이제까지의 연구에서는 성별이 다를 경우, 세트 사이의 휴식 시간이 근육 트레이닝 효과에 어떤 영향을 미치는지 크게 관심을 두지 않았다. 총부하량을 높여 근육 비대 효과를 극대화하려면 어떤 기준에 따라 휴식 시간을 정해야 할까? 이를 뒷받침해줄 과학적 근거는 없을까?

2017년 호주 멜버른대학교의 그루지치(Grgic J) 박사팀이 체계적 문헌 고찰을 시도했다. 이들은 세트 사이의 휴식 시간에 관한 연구 보고 23건을 분석한 뒤 성별, 트레이닝 경험 여부, 운동 강도에 따라 적절한 휴식 시간이 달라진다고 발표했다. 이들의 발표 내용 중에는 성별에 따라 휴식 시간이 미치는 영향이 어떻게 달리 나타나는지 분석한 내용도 있다. 분석에 따르면 여성이 남성보다 근육 내 물질대사의 회복이 빠르다고 한다.

그루지치 박사팀은 트레이닝 경험 여부에 따른 차이도 분석했다. 주로 고강도로 운동하는 트레이닝 경험자의 경우, 2분 이상 쉬는 편이 총부하량을 증대시켜 운동 효과를 높일 수 있다. 반면 트레이닝 초보자는 주로 중·저강도로 운동하는데, 이 경우에는 1~2분 정도만 쉬어도 충분히 운동 효과를 높일 수 있다. 가급적 오래 쉬는 편이 좋다는 장시간파의 주장에 그루지치 박사팀의 검토가 더해지면서 어느 정도가 적절한 휴식 시간이냐에 대한 답은 대상이 누구냐에 따라 달라진다는 사실이 더욱 분명해졌다.

고강도 운동을 할 때는 세트 사이에 휴식 시간을 길게 잡아야 총부하량을 늘릴 수 있다. 하지만 운동하는 장소가 헬스장이라면 기다리는 사람들 때문에 기구를 차지한 상태로 오래 쉬기 어려울 수도 있다. 그럴 때는 그루지치 박사팀의 연구를 참고해 휴식 시간을 조절해보자. 운동 강도를 낮추고 횟수를 늘리면 세트 사이의 휴식 시간을 줄여도 충분히 총부하량을 높게 유지할 수 있다. 저강도 운동을 할 때는 1~2분 정도만 쉬어도 충분하니 헬스장에서도 휴식 시간 때문에 문제 될 일은 없을 것이다.

총부하량을 늘리려면 세트 사이의 휴식 시간은 되도록 길게 잡아야 한다. 이를 염두에 둔 상태에서 자신의 트레이닝 경험 정도, 운동 강도, 횟수, 세트 수를 고려해 적절한 운동 계획을 세워보자.

관절 가동 범위
: 한계점에 다다를 때까지 관절을 크게 움직여라!

| 관절의 전체와 부분, 무엇이 정답일까?

근육 트레이닝의 기본 운동은 기구를 이용해 몸을 굽혔다 폈다 하는 굴신 운동이다. 그래서 관절을 어느 범위까지 움직이느냐에 따라 근육 비대 효과도 달라진다. 관절을 움직이는 범위는 최대 각도로 굽혔다 펴는 '전체 가동 범위'와 중간 정도의 각도로 움직이는 '부분 가동 범위'로 나눈다.

그동안 둘 중 무엇이 근육을 키우는 데 더욱 효과적인가에 대해서는 미디어나 트레이너들에 따라 의견이 분분했다. 참고로 운동하기에 비교적 편한 것은 부분 가동 범위다. 이는 근육의 길이나 수축력과 관련이 있다.

도표 07

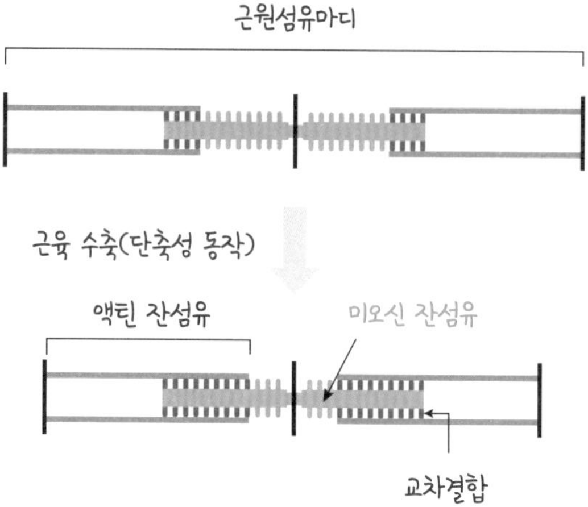

근육은 근섬유와 근원섬유의 계층 구조로 이루어져 있다(35p 도표 01 참고). 근원섬유는 2가지 잔섬유(filament)의 형태를 띠는데, 그중 하나는 근단백질인 액틴으로 구성된 가느다란 섬유고 다른 하나는 미오신으로 구성된 굵은 섬유다. 그리고 이들이 서로 겹쳐지면서 근원섬유마디(sarcomere)라는 단위를 구축한다. 근육의 수축은 무수히 존재하는 근원섬유마디 때문에 생긴다.

미오신 잔섬유에는 돌출된 머리 부분이 있는데, 2가지 종류의 잔섬유가 겹쳐지면서 미오신의 머리와 액틴 잔섬유가 연결되어 교차결합(crossbridge)이 이루어진다. 이때 미오신이 액틴을 잡아당기면서 근육 수축이 일어난다(도표 07).

도표 08

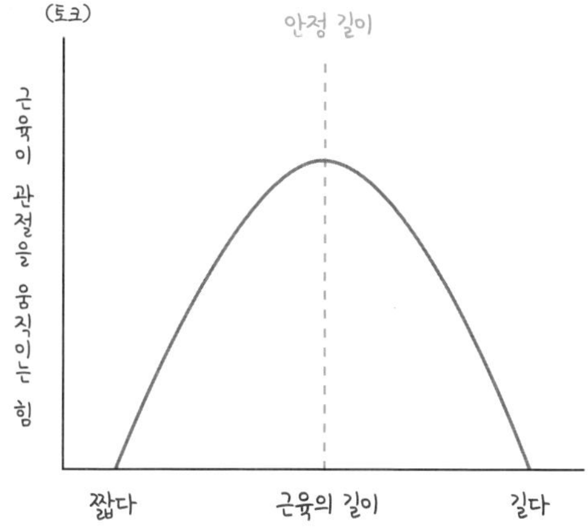

미오신과 액틴이 가장 많이 겹칠 때 근육의 길이를 안정 길이(resting length)라고 부르는데 안정 길이일 때 최대 수축력, 즉 최대 근력이 발휘된다. 근육의 길이가 안정 길이보다 길거나 짧으면 발휘되는 힘은 감소한다. 이러한 관계를 한눈에 보이도록 나타낸 것이 '길이-장력 곡선'이다(도표 08).

팔꿈치를 고정한 채 기구를 팔로 들어올리는 운동인 암 컬(arm curl)을 할 때는 주로 상완이두근을 쓰는데, 해당 근육의 길이는 팔꿈치 관절의 각도로 정해진다. 팔꿈치의 가동 범위는 0~130도며 중간인 70도 부근이 상완이두근의 안정 길이다. 이때 최대 근력이 발휘된다(도표 09).

도표 09

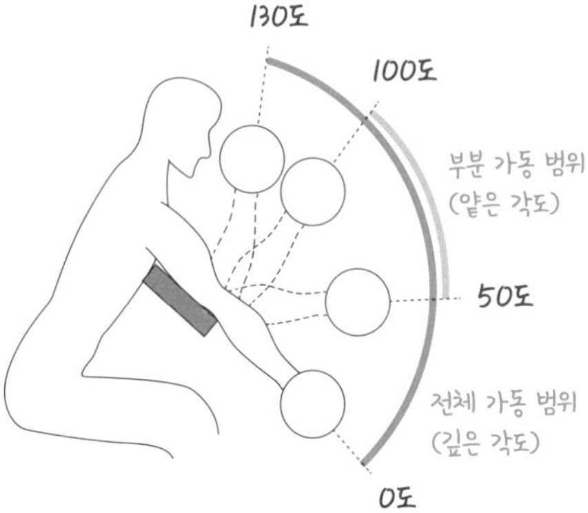

그래서 암 컬을 할 때는 팔을 끝까지 굽히는 전체 가동 범위보다 중간 각도인 부분 가동 범위로 작게 움직일 때가 더 편하다. 스쿼트나 벤치 프레스 등 다른 굴신 운동을 할 때도 마찬가지다.

부분 가동 범위로 움직이는 대신 관절에 부담을 주면서 불편하게 전체 가동 범위로 운동을 할 수는 있다. 하지만 전체 가동 범위로 운동을 시작해도 힘이 빠질수록 관절의 가동 범위가 점점 좁아지는 경험을 한 번쯤 해보았을 것이다. 이는 우리 몸이 무의식적으로 가장 편하게 힘을 발휘할 수 있는 안정 길이의 범위 내로 움직임을 맞추려 하기 때문이다.

| 근육 비대에는 전체 가동 범위가 효과적이다

근육 트레이닝으로 근육을 키우려면 총부하량을 늘려야 하는데, 앞서 말했듯이 총부하량은 '운동 강도(중량)×횟수×세트 수'로 정해진다. 그런데 최근 연구 결과에 따르면 관절 가동 범위도 근육의 크기를 키우는 데 영향을 미치는 것으로 밝혀졌다.

2012년 브라질 리우데자네이루연방대학교의 핀토(Pinto RS) 박사팀은 관절 가동 범위의 변화에 따라 암 컬의 운동 효과가 어떻게 달라지는지 연구했다. 이들은 피험자 40명을 전체 가동 범위(0~130도)로 운동하는 그룹과 부분 가동 범위(50~100도)로 운동하는 그룹으로 나누고, 일주일에 2회씩 총 10주간 실험을 진행했다. 운동 강도는 처음 1~2주 동안은 20RM의 저강도로 하다가 그 후 조금씩 줄여서 9~10주째에는 8RM으로 실시했다.

그러자 부분보다 전체 가동 범위로 운동한 그룹에서 더 명확한 근육 비대 효과가 나타났다. 효과량은 전체 가동 범위가 부분 가동 범위보다 2배 높았다. 연구팀은 이를 바탕으로 '근육 비대가 목적이면 전체 가동 범위로 운동하는 것이 효과적이다'라는 결론을 내렸다.

2013년 덴마크 코펜하겐대학교의 블룸키스트(Bloomquist K) 박사팀은 무릎의 각도 변화에 따라 스쿼트의 운동 효과가 어떻게 달라지는지 검증했다. 이들은 피험자를 전체 가동 범위(0~130도)로 운동하는 그룹과 부분 가동 범위(0~60도)로 운동하는 그룹으로 나누고, 일주일

도표 10 관절 가동 범위가 스쿼트에 미치는 영향

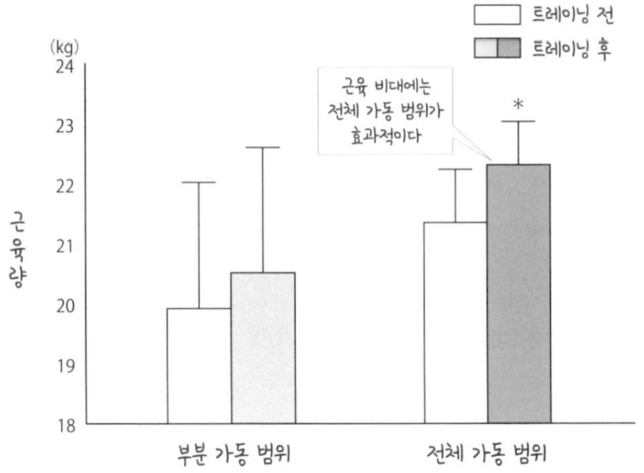

출처: Bloomquist K, 2013.

도표 11 관절 가동 범위와 총부하량

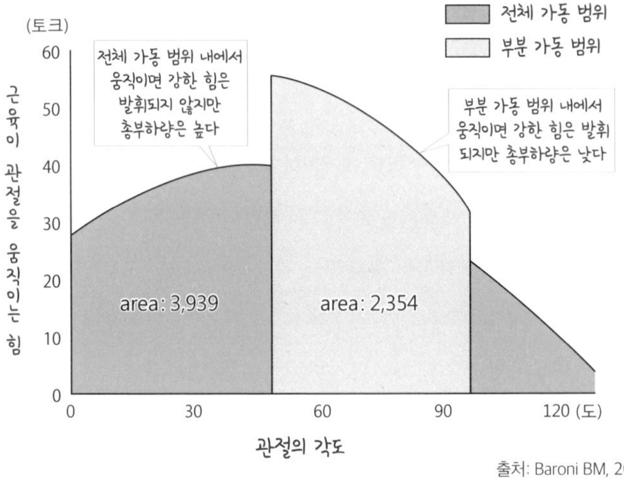

출처: Baroni BM, 2017.

에 3회씩 총 12주 동안 실험을 진행했다. 그 결과 부분보다 전체 가동 범위로 운동한 그룹에서 다리의 근육량이 더 증가했다(도표 10). 부분 가동 범위보다 전체 가동 범위로 스쿼트를 할 때 근육 비대 효과가 높게 나타난다는 의미다.

이러한 연구 결과를 바탕으로 현재는 근육 비대가 목적이라면 전체 가동 범위로 운동하라고 권장한다. 근육은 관절이 부분 가동 범위 내에 있을 때 안정 길이에 가까워지므로 전체 가동 범위일 때보다 강한 힘을 발휘해 더욱 높은 강도로 운동할 수 있다. 하지만 관절을 움직일 때 사용되는 근육의 총부하량은 전체 가동 범위일 때 더욱 높다(도표 11). 따라서 근육 비대가 목적이라면 전체 가동 범위로 운동하는 편이 효과를 극대화할 수 있다.

| 관절 가동 범위와 부상의 위험

총부하량을 높이면 부상의 위험도 커진다. 일반적으로 부분 가동 범위 내에서 움직이면 고강도 운동이 가능하지만 그만큼 관절에 높은 압력이 작용해서 다치기 쉽다. 그렇다면 전체 가동 범위로 운동하는 편이 더 안전할까? 꼭 그렇지만도 않다. 전체 가동 범위 내에서 움직이면 총부하량을 높이기 쉬운 만큼 부상의 위험이 커진다는 보고도 있다.

2017년 8월 리우데자네이루연방대학교의 바로니(Baroni BM) 박사팀은 전체 가동 범위와 부분 가동 범위로 암 컬을 할 때 근육이 얼마나 손상되는지 검증했다. 이들은 피험자를 전체 가동 범위(0~130도)로 운동하는 그룹과 부분 가동 범위(50~100도)로 운동하는 그룹으로 나누고, 최대 근력의 80%로 10회씩 총 4세트를 운동시켰다. 근육의 손상 정도는 ① 최대 근력(최대 토크 값), ② 팔꿈치를 펼 때 느끼는 근육통, ③ 만질 때 느끼는 근육통, ④ 팔꿈치의 움직임을 기준으로 판단했다. 연구팀은 운동 24시간 후, 48시간 후, 72시간 후의 수치를 측정했다.

결과는 부분 가동 범위보다 전체 가동 범위로 운동할 때 근육 손상 정도가 더욱 큰 것으로 나타났다. 구체적으로 설명해보겠다. 전체 가동 범위일 때는 운동 직후부터 최대 근력이 저하하고 팔꿈치를 펴거나 만졌을 때 근육통이 발생했으며 이런 현상이 72시간 후에도 지속되었다. 이에 비해 부분 가동 범위로 운동한 경우도 마찬가지로 근육은 손상되지만 72시간 후에는 원래대로 돌아왔다.

근육의 길이가 안전 길이의 범위에서 벗어날수록 근육은 더 손상된다. 박사팀은 이를 근거로, 전체 가동 범위는 부분 가동 범위보다 근육을 늘였다 줄였다 하는 움직임이 크기 때문에 근육을 더 손상시키고 회복도 지연시킨다고 추측했다. 위 실험의 결과는 근육의 길이가 근육이 발휘하는 힘뿐 아니라 근육의 손상 정도에도 영향을 미친다는 의미로 해석할 수 있다(도표 12).

도표 12

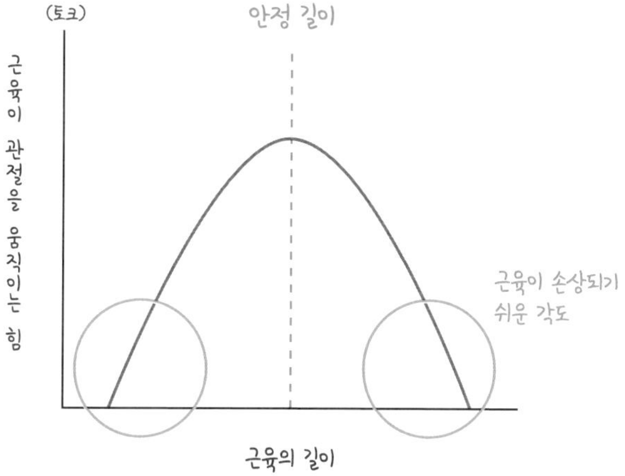

이러한 결과를 바탕으로 바로니 박사팀은 전체 가동 범위로 운동할 때는 부분 가동 범위로 운동할 때보다 손상된 근육이 회복되는 데 걸리는 시간이 길어지므로, 운동 계획을 세울 때는 관절을 어디까지 움직일 것인지 고려해야 한다고 말했다.

근육 비대가 목적인 사람에게는 전체 가동 범위의 운동을 권장한다. 하지만 근육이 많이 손상되고 회복마저 늦어질 수 있다. 이러한 이율배반성이 근육 트레이닝의 골치 아픈 문제로 남아 있다. 부담이 따르는 높은 강도의 운동을 할 때 부상의 위험을 피하고 싶다면 부분 가동 범위 내에서 하든가 전체 가동 범위로 들어서기 직전에 움직임을 전환하길 권한다.

운동 속도

: 운동 속도는 8초 이내로 유지하라

| 운동 속도란 무엇일까?

평소 근육 트레이닝을 할 때 어느 정도 속도로 하는가? 근육 트레이닝이 근육에 미치는 효과는 운동 속도에 의해 크게 달라진다. 따라서 목적에 맞는 적절한 속도로 운동해야 높은 효과를 얻을 수 있다.

그렇다면 관절을 움직일 때 운동 속도를 어느 정도로 조절해야 근육 비대 효과가 극대화되는지 알아보자. 관절을 움직이면 근육이 수축하는데, 근육의 수축 양식은 크게 2가지로 나눌 수 있다.

》구심성 수축(단축성 수축, 포지티브 동작): 근육의 길이가 짧아지면서 수축한다.

》원심성 수축(신장성 수축, 네거티브 동작): 근육의 길이가 늘어나면서 수축한다.

예를 들어, 암 컬을 할 때는 주로 상완이두근을 사용한다. 흔히들 팔을 굽히면 상완이두근이 수축되고, 팔을 펴면 이완될 것이라고 생각하기 쉽다. 하지만 팔을 굽히든 펴든 상완이두근에는 수축이 일어난다.

조금 더 자세히 설명해보겠다. 덤벨을 들어올리며 팔을 굽히면 근육의 길이는 짧아지고 상완이두근도 수축한다. 이것이 구심성 수축(단축성 수축)이며, '포지티브 동작'이라고도 부른다. 반대로 팔을 펴면 근육의 길이는 늘어나고 움직임에 브레이크가 걸리듯 상완이두근이 수축한다. 이를 원심성 수축(신장성 수축)이라고 하며, '네거티브 동작'이라고도 부른다(도표 13).

도표 13

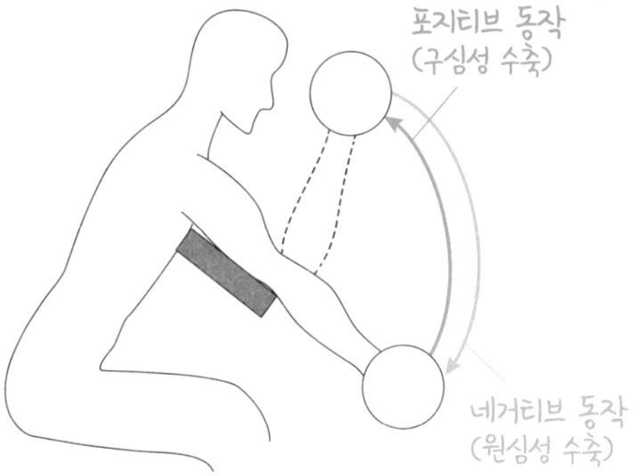

여기서는 구심성 수축과 원심성 수축에 걸리는 시간을 합쳐서 '운동 속도'라고 표현하겠다. 예를 들어, 암 컬을 할 때 팔을 굽히는 시간이 2초, 펴는 시간이 2초라면(동작을 전환하는 시간은 0초라고 가정하자) 운동 속도는 4초다.

근육 비대 효과를 극대화하려면 어느 정도의 속도로 움직이는 것이 적당할까? 뉴욕시립대학교의 쉔펠드(Schoenfeld BJ) 박사팀이 세계 최초로 이 물음에 대한 해답과 근거를 내놓았다. 이들은 일정 기준을 충족한 연구 결과 8건을 바탕으로 메타 분석을 실시했다. 우선 연구 데이터를 운동 속도별로 3개의 그룹으로 나누고, 근육 비대 효과와 어떤 관련이 있는지 검증해보았다.

》빠른 속도로 운동한 그룹: 0.5~4초

》중간 속도로 운동한 그룹: 4~8초

》느린 속도로 운동한 그룹: 8초 이상

운동 속도별로 산출한 근육 비대 효과(평균 효과량)를 비교했더니 빠른 속도로 운동한 그룹의 효과량은 0.42, 중간 속도로 운동한 그룹은 0.37로 두 그룹 사이에 별다른 차이는 없었다. 느린 속도로 운동한 그룹은 의미 있는 효과가 인정되지 않아 분석에서 제외되었다. 박사팀은 분석 결과를 바탕으로 다음의 2가지 결론을 이끌어냈다.

》운동 속도가 8초 이내라면 빠르든 느리든 근육 비대 효과에 큰 차이는 없다.

》운동 속도가 8초보다 느리면 근육 비대의 효과는 낮다.

위의 결론은 1장의 서두에서 소개한 '운동단위의 동원'과 관련이 있다. 운동단위는 1개의 운동신경이 수십 개의 근섬유를 지배하는 작은 운동단위와 수백 개에서 수천 개의 근섬유를 지배하는 큰 운동단위로 나뉜다.

》작은 운동단위: 발휘하는 힘은 약하지만 쉽게 지치지 않는다.

》큰 운동단위: 발휘하는 힘은 강하지만 쉽게 지친다.

이를 크기의 원리(37p 참고)라고 한다. 총부하량을 높이면 작은 운동단위뿐 아니라 큰 운동단위도 동원된다. 그러면 결과적으로 많은 근섬유가 수축하므로 근육 비대 효과를 극대화할 수 있다.

그런데 운동단위의 동원은 운동 강도뿐 아니라 운동 속도와도 깊은 관련이 있다. 운동 속도가 빠를수록 큰 운동단위가 동원되어 더 많은 근섬유를 수축할 수 있기 때문이다. 이 운동 속도의 상한선이 바로 8초 이내다.

| 8초 이상의 느린 속도로 운동하면 근육 비대 효과가 낮다

캐나다 맥마스터대학교의 셉스턴(Shepstone TN) 박사팀은 20대를 대상으로 암 컬의 운동 속도에 관해 실험을 했다. 한 그룹은 1초 이내의 빠른 운동을, 다른 그룹은 8~9초의 느린 운동을 지칠 때까지 하도록 지시했으며 4세트씩 일주일에 3회, 총 8주 동안 시켰다. 그리고 운동 전후로 상완이두근의 횡단면적, 근섬유의 유형별 횡단면적을 측정했다. 그랬더니 모두 상완이두근이 비대해지기는 했으나 빠르게 운동한 그룹에서 더욱 높은 효과가 나타났다.

근섬유는 크게 2가지 유형으로 분류할 수 있는데 운동단위는 그 크기에 따라 각각 서로 다른 특징을 지닌 근섬유와 짝을 이룬다. 작은 운동단위는 '유형 Ⅰ(지근섬유)'로 분류되며, 느리게 수축하고 약한 힘을 발휘하지만 쉽게 지치지 않는다. 큰 운동단위는 '유형 Ⅱ(속근섬유)'로 분류되며, 빠르게 수축하고 강한 힘을 발휘하지만 쉽게 지친다. 유형 Ⅱ는 다시 강한 힘을 재빠르게 발휘하는 'Ⅱa'와 한층 더 강력한 힘을 재빠르게 발휘하는 'Ⅱx'로 분류된다(도표 14).

셉스턴 박사팀은 근섬유의 유형별로 근육 비대에 어떤 차이가 나타나는지도 조사했다. 그 결과 모든 그룹에서 유형 Ⅰ에 해당하는 지근섬유의 비대 수치가 증가했지만 크게 의미 있는 차이가 나타나지 않았다. 반면 유형 Ⅱ에 해당하는 속근섬유(Ⅱa, Ⅱx)는 빠르게 운동한 그룹에서 더욱 의미 있는 증가치를 보였다(도표 15).

도표 14

	작은 운동단위	큰 운동단위	
근섬유 유형	유형 I	유형 II a	유형 II x
힘의 강도	약하다	강하다	가장 강하다
수축 속도	느리다	빠르다	가장 빠르다
피로도	잘 지치지 않는다	쉽게 지친다	매우 쉽게 지친다
수축 유형	지구력형	파워형	순발력형

도표 15

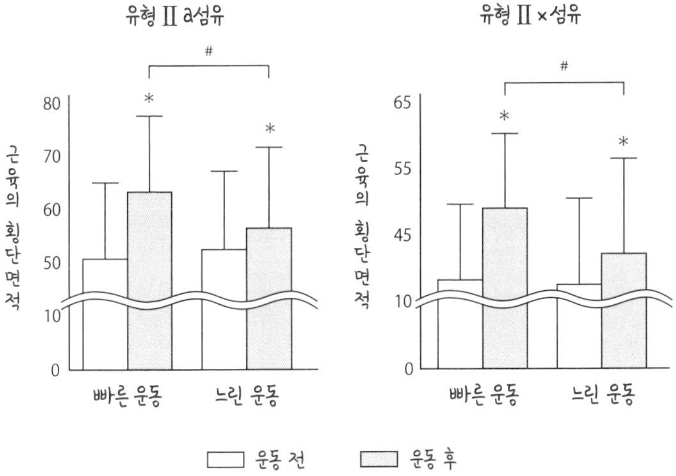

출처: Shepstone TN, 2005.

》유형 Ⅰ섬유의 비대 효과는 빠른 운동과 느린 운동 모두에서 비슷한 정도로 나타난다.

》유형 Ⅱ섬유(Ⅱa, Ⅱx)의 비대 효과는 빠른 운동에서 더욱 크게 나타난다.

뒤집어 말하면 8초 이상의 느린 속도로 운동하면 큰 운동단위에 해당하는 유형Ⅱ섬유를 충분히 수축시킬 수 없다. 이 말은 큰 운동단위를 충분히 동원하지 못한다는 의미이기도 하므로 당연히 근육 비대 효과도 낮게 나타난다.

이어서 호주 뉴잉글랜드대학교의 슈엔케(Schuenke MD) 박사팀도 셉스턴 박사팀의 성과에 힘을 실어줄 연구 결과를 내놓았다. 이들은 벤치 프레스나 스쿼트 같은 다관절 운동을 할 때도 느리게 움직이면 유형Ⅱ섬유가 충분히 커지지 않는다고 발표했다.

위와 같은 연구 결과들을 근거로, 현재는 8초보다 느리게 운동하면 근육 비대 효과가 낮게 나타난다고 본다.

지금까지 다양한 연구 결과를 소개했지만 운동 속도에 관한 연구는 아직 발전 단계에 있다. 연구 결과의 수도 부족하며 성별이나 나이, 운동 경험 여부 등에 따른 하위 그룹에 대한 분석도 이루어지지 않은 실정이다. 하지만 8초보다 느린 운동에 대해서는 신경생리학적 메커니즘에서 봐도 근육 비대 효과가 낮게 나타날 것이라는 가능성이 꾸준히 제시되는 중이다.

근육 비대 효과를 극대화하려면 의식적으로 빠르게 운동해야 한다. 그러니 운동 속도가 적어도 '8초 이내'가 되도록 트레이닝 계획을 세워보자.

근육 수축 양식
: 네거티브 동작은 의식하지 않아도 된다

| 포지티브 동작과 네거티브 동작

앞서 근육의 수축에는 구심성 수축(단축성 수축, 포지티브 동작)과 원심성 수축(신장성 수축, 네거티브 동작)이라는 2가지 양식이 있다고 설명을 했다.

최근 근육 트레이닝에 관한 책들을 보면 '네거티브 동작을 의식해서 운동해야 근육 비대 효과를 높일 수 있다'라는 내용이 자주 등장한다. 그런데 정말 네거티브 동작이 근육 비대에 더욱 효과적일까? 이 물음에 대한 해답에 한발 다가가기 전, 포지티브 동작과 네거티브 동작이 무엇인지부터 되짚어보자.

양팔로 덤벨을 들어올렸다 내리는 운동인 암 컬부터 설명해보겠다. 덤벨을 들어올리려고 팔을 굽히면 상완이두근에서 구심성 수축(포지티브 동작)이 일어난다. 이어서 팔을 펴면 브레이크를 거는 것처럼 상완이두근이 수축하는 원심성 수축(네거티브 동작)이 일어난다(63p 도표 13 참고).

누워서 양손으로 바벨을 들었다 내리는 벤치 프레스를 할 때는 어떤지 알아보자. 바벨을 내리면 브레이크가 걸리듯 대흉근(앞가슴 근육)이 수축하는 네거티브 동작이 일어나고, 바벨을 들어올리면 대흉근이 쪼그라드는 것처럼 수축하는 포지티브 동작이 일어난다.

대표적인 하체 운동인 스쿼트를 할 때는 어떨까? 엉덩이를 뒤로 빼면서 무릎을 굽혀 앉았다 일어나는 동작을 반복하는 스쿼트에서는 대퇴사두근을 주로 쓴다. 무릎을 굽힐 때가 네거티브 동작, 무릎을 펼 때가 포지티브 동작이다.

네거티브 동작에서는 포지티브 동작에서보다 큰 중량을 버텨낼 수 있다. 그만큼 근육에 강한 자극이 주어지므로 네거티브 동작을 할 때 근육 비대 효과도 더욱 크게 나타난다.

| 네거티브 동작의 특별한 메커니즘

네거티브 동작에서 무거운 중량을 버텨낼 수 있는 이유는 무엇일까? 네거티브 동작에서는 포지티브 동작과 달리 특별한 근육 수축의 메커니즘이 작동하기 때문이다.

근육의 최소 단위인 근원섬유의 내부에는 2가지 형태의 잔섬유가 존재한다고 앞서 설명했다. 잔섬유는 근단백질인 액틴으로 구성된 가느다란 섬유와 미오신으로 구성된 굵은 섬유로 나뉜다. 그리고 이들 잔섬유가 서로 겹쳐지면서 근육원섬유마디라는 하나의 단위를 구축한다(54p 도표 07 참고).

포지티브 동작에서는 근육의 길이가 짧아질 때 액틴과 미오신이 겹쳐지면서 미오신 잔섬유에서 돌출된 미오신 머리와 액틴이 연결되어 교차결합이 형성된다. 이때 미오신이 액틴을 잡아당기면서 근육이 수축하고 이로 인해 근력이 발휘된다.

한편 네거티브 동작에서는 근육의 길이가 늘어나면서 수축한다. 근육원섬유마디에서 액틴과 미오신 잔섬유가 겹치는 부분이 줄고, 형성되는 교차결합의 수도 적어진다. 이대로 두면 근력도 약해져 네거티브 동작의 특징인 브레이크 작용도 일어나지 않게 된다.

이때 도움을 주는 것이 티틴(titin)이다. 티틴은 자연계에 존재하는 가장 큰 단백질로, 자유자재로 늘었다 줄었다 하는 용수철과 같은 능력을 발휘한다. 네거티브 동작으로 교차결합이 감소하면 티틴이 용수철 같은 특성을 발휘해 잔섬유의 양쪽 끝을 강력하게 끌어당기는 힘, 즉 브레이크 작용을 일으킨다. 네거티브 동작이 큰 중량을 견뎌낼 수 있는 이유는 티틴이 만들어낸 수동적 긴장 덕분이다(도표 16).

한 연구 보고에 따르면 네거티브 동작으로 버텨낼 수 있는 부하의

도표 16

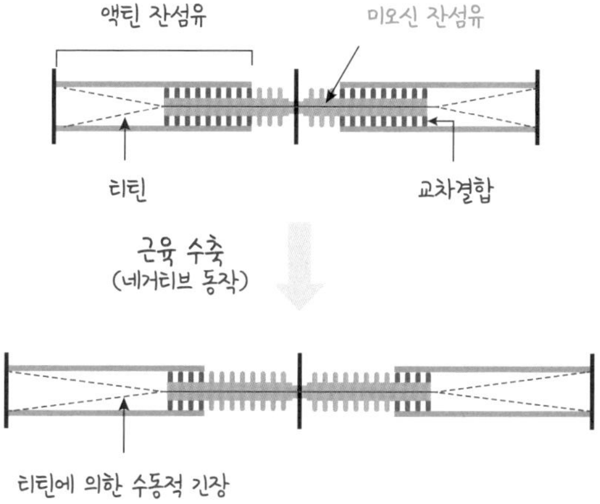

크기는 포지티브 동작의 20~50%를 웃도는 것으로 나타났다. 이러한 일련의 메커니즘을 근거로 '네거티브 동작은 근육에 걸리는 부하를 높여 더욱 큰 기계적 스트레스(물리적, 역학적 자극-옮긴이)를 주므로 근육 비대 효과를 높일 수 있다'라는 설명이 가능해졌다.

| 네거티브 동작의 운동 효과는 그리 크지 않다?

캐나다 브리티시컬럼비아대학교의 로이그(Roig M) 박사팀은 세계 최초로 네거티브 동작이 주된 '네거티브 운동'의 구체적 효과에 대해 과학적 근거를 제시했다. 2009년에 이들은 포지티브 및 네거티브 운동의 근육 비대 효과를 검증한 연구 보고 8건을 바탕으로 메타 분석을 실시했다. 그리고 '네거티브 운동이 포지티브 운동보다 근육 비대에 효과적이다'라는 결론을 내렸다. 로이그 박사팀의 연구 결과는 근육 트레이닝 분야의 새로운 상식으로 자리잡았으며, 이를 계기로 여러 미디어와 트레이너들이 네거티브 운동을 권장하게 되었다.

그런데 그 후 여러 연구자가 의문을 제기했다. 로이그 박사팀이 메타 분석의 대상으로 삼은 8건의 연구 중 정밀도가 높은 방법을 사용해 근육량을 측정한 연구는 3건뿐이었기 때문이다. 게다가 이 3건의 연구를 조금 더 자세히 분석해보았더니, 포지티브 운동보다 네거티브 운동을 했을 때 근육 비대 효과가 다소 높게 나타나기는 했지만 유의미한 차이는 찾아볼 수 없었다.

2017년 뉴욕시립대학교의 쉔펠드 박사팀은 근생검(근육 조직의 일부를 채취하는 검사법-옮긴이), 초음파, MRI와 같은 정밀함의 정도가 높은 측정 방법을 활용한 연구 15건을 바탕으로 메타 분석을 실시했다. 그 결과 포지티브 운동과 네거티브 운동 모두 근육 비대 효과는 있었지만 앞선 연구와 마찬가지로 통계학적으로 의미 있는 차이점은 찾아볼 수 없었고, 네거티브 운동이 포지티브 운동보다 약간 높은 정도에 그쳤다.

쉔펠드 박사팀은 "네거티브 운동을 단독으로 실시했을 때의 이점은 그렇게 크지 않지만 평소에 포지티브 동작보다 네거티브 동작을 의식해서 운동하면 그렇지 않은 경우보다 근육 비대에 도움이 된다" 라고 말했다.

근육 수축 양식의 변화에 따라 달라지는 트레이닝 효과에 관한 연구 역시 여전히 발전 단계에 있다. 하지만 최신 연구 결과를 보면 네거티브 운동으로 인한 근육 비대 효과가 그동안 알려진 것만큼 그리 높지는 않다.

근육 트레이닝을 할 때는 8초 내에서 네거티브 동작의 운동 속도를 완만하게 조절하자. 이를 의식하면서 총부하량을 늘리는 트레이닝 계획을 세운다면 근육 비대 효과를 극대화할 수 있을 것이다.

운동 빈도
: 일주일에 3회든 6회든 근육 트레이닝의 효과는 같다

| 일주일에 몇 번을 운동해야 근육 비대에 효과적일까?

근육 트레이닝은 일주일에 몇 회를 하는 게 적당할까? 근육 트레이닝을 시작한 사람이라면 한 번쯤은 고민해봤을 문제가 아닐까 싶다. 근육에 회복할 시간을 주기 위해 하루건너 한 번씩 주 3회 운동하는 사람도 있고, 2~3일에 한 번씩 주 2회 운동하는 사람도 있을 것이다. 운동 횟수는 개인의 라이프스타일에 따라서도 달라진다. 누군가는 매일 눈코 뜰 새 없이 바빠서 운동할 시간을 내기 힘들 수 있다. 또 누군가는 어떤 타이밍에 쉬어야 할지 몰라서 무턱대고 같은 운동을 반복하기도 한다. 정해진 기준도 없고, 고민의 답도 찾지 못한 채 대부분 일단 운동을 하고 본다.

이번에는 위의 고민들을 해결하기 위해 최신 연구 성과를 바탕으로 근육 비대 효과를 극대화하려면 일주일에 몇 번 정도 운동하는 것이 좋은지 알아볼 예정이다.

근육 비대 효과에 영향을 미치는 총부하량은 '운동 강도(중량)×횟수×세트 수'로 정해진다. 이 방정식에 따르면 일주일에 운동하는 횟수를 늘려 주 단위의 총부하량을 높이면 근육 비대 효과도 커진다는 계산이 나온다.

2016년 뉴욕시립대학교의 쉔펠드 박사팀은 세계 최초로 근육 비대 효과와 주 단위의 운동 빈도에 관해 메타 분석을 실시했다. 이들은 근육 비대 효과와 운동 빈도(주 1~3회)의 관련성을 조사한 연구 결과 7건을 분석한 후 다음과 같은 결론을 내렸다.

》주 1회 트레이닝으로는 근육 비대 효과가 나타나지 않았다.

》주 2회 트레이닝을 했더니 근육 비대 효과가 나타났다.

》주 3회 트레이닝도 주 2회처럼 근육 비대 효과를 냈다.

이로써 일주일에 여러 번 운동해서 주 단위의 총부하량을 늘리면 근육 비대 효과가 높아진다는 사실이 증명되었다.

이를 바탕으로 2018년에 미국 오클라호마주립대학교의 콜퀴혼(Colquhoun RJ) 박사팀은 '근육 비대 효과는 1회의 총부하량이 아니라 주 단위의 총부하량으로 정해진다'라는 연구 결과를 발표했다. 연구

도표 17

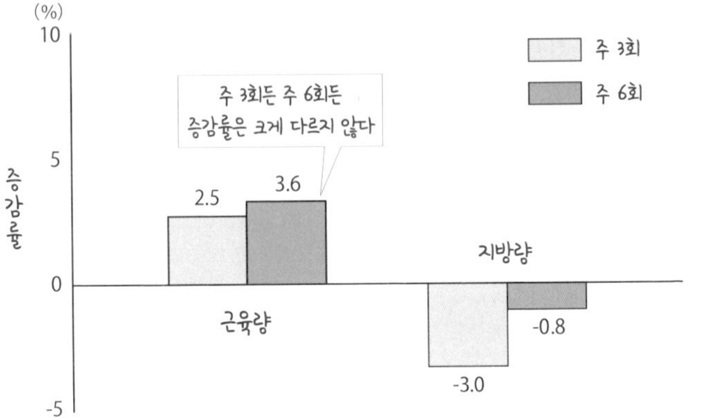

출처: Colquhoun RJ, 2018.

팀은 근육 트레이닝 경험자를 모집해 일주일에 각각 3회, 6회 운동하는 2개의 그룹으로 나누고 스쿼트, 벤치 프레스, 데드리프트를 시켰다. 단, 3가지 운동 모두 주 단위의 총부하량이 같아지도록 운동 강도(중량), 횟수, 세트 수를 설정했다. 2개 그룹의 주 단위 운동 빈도는 달랐지만 총부하량은 같게 만든 것이다. 이렇게 근육 트레이닝을 6주 동안 실시하고 나서 근육량을 측정해보니, 피험자 모두 근육량은 증가했지만 그룹 사이에 특별한 차이는 없었다(도표 17).

정리하자면 근육 비대 효과는 운동 빈도가 아니라 주 단위의 총부하량으로 정해진다. 즉, 주 단위의 총부하량이 같으면 주 3회든 주 6회든 근육 비대 효과도 같다.

| 운동 빈도가 아닌 총부하량을 중심으로 생각하라

매일 몸 상태가 좋을 수는 없다. 아프거나 피곤해서 컨디션이 나쁜 날에는 총부하량도 낮아진다. 이런 경우를 대비해 주 단위의 총부하량을 정해두고 운동 빈도를 조절하면 근육 비대 효과를 알차게 얻을 수 있다.

'운동 강도(중량)×횟수×세트 수'로 정해지는 총부하량만 같다면 '고강도×적은 횟수'로 운동하든 '저강도×많은 횟수'로 운동하든 동일한 근육 비대 효과를 얻을 수 있다. 예를 들어, 중량 10kg을 10회 들어 올리는 운동을 하루 4세트×주 2회 실시한 경우(A)와 하루 2세트×주 4회 실시한 경우(B)가 있다고 해보자. 세트 수와 주 단위의 운동 빈도가 달라도 총부하량은 같으므로 근육 비대 효과가 같다(도표 18).

만약 똑같이 주 3회의 빈도로 운동한다고 하면 횟수와 세트 수가 달라도 총부하량을 동일하게 만들 수 있다. 10kg을 들고 10회씩 하루에 2세트를 실시한 경우(C)와 10kg을 들고 5회씩 하루에 4세트를

도표 18

A: 총부하량 = 10kg × 10회 × 4세트 × 주 2회 = 800kg
B: 총부하량 = 10kg × 10회 × 2세트 × 주 4회 = 800kg

도표 19

C: 총부하량 = 10kg × 10회 × 2세트 × 주 3회 = 600kg
D: 총부하량 = 10kg × 5회 × 4세트 × 주 3회 = 600kg

실시한 경우(D)도 마찬가지로 근육 비대 효과가 동일하다(도표 19).

2018년에 캐나다 빅토리아대학교의 그루지치 박사팀은 근육 비대 효과와 주 단위의 운동 빈도에 대해 검증한 연구 결과 23건을 검토했다. 그리고 '주 단위의 총부하량이 같으면 운동 빈도가 주 2회든 주 4회든 근육 비대 효과는 동일하다'라고 결론지었다. 나아가 '한 주의 운동 빈도를 늘려 주 단위의 총부하량을 높이면 더욱 큰 근육 비대 효과를 낼 수 있다'라고 덧붙였다.

바쁘고 정신없는 일상에서 지친 몸이 회복될 시간을 고려하면 현실적으로는 일주일에 2~3회 운동하는 것이 적당할 수 있다. 어쨌든 근육 비대에 영향을 미치는 핵심 요소는 운동 빈도가 아니라 주 단위의 총부하량이다. 그러니 우선은 트레이닝의 지표가 되어줄 '주 단위의 총부하량'을 정하고, 이를 기준으로 몸 상태에 맞춰 운동 강도, 횟수, 세트 수를 적절히 관리하고 조절하는 것이 좋다. 이것이 바로 근육 비대 효과를 높이는 지름길이다.

근력을 기르는 방정식

| 근육량이 많을수록 근력이 강하다?

근육 트레이닝의 또 다른 목적은 '근력 강화'다. 지금까지는 '근육 비대'를 목적으로 하는 경우에 적합한 트레이닝 방법에 대해 설명했다. 여기서부터는 근력 강화의 효과를 극대화하려면 어떻게 해야 하는지, 그에 관한 근력 트레이닝 방정식은 어떤지 살펴보겠다.

근육량이 많아 탄탄한 몸을 가진 사람을 보면 '당연히 근력도 강하겠지'라는 생각이 든다. 하지만 스포츠과학에 따르면 근육량만으로는 근력을 완벽하게 설명할 수 없다고 한다.

이러한 사례는 주위에서도 흔히 찾아볼 수 있다. 일반적으로 동양인은 서양인보다 체격이 왜소하고 근육량도 적다. 그런데 스포츠 경기를 보면 몹시 건장한 상대와 맞붙어서도 밀리지 않고 멋진 성과를 거두는 선수가 많다. 이런 모습만 봐도 근육량의 크기와 근력의 세기가 반드시 비례하지 않다는 사실을 알 수 있다.

근육량과 근력의 관계를 조사한 연구에 따르면 근육 비대가 근력 강화에 기여하는 정도는 50~60%에 불과하다. 근육의 총량을 나타내는 근육의 부피 역시 근력에 어느 정도 영향을 미치기는 하지만 근력을 좌우할 만큼의 영향력은 끼치지 못했다.

근육의 크기만으로 근력을 설명할 수 없는 이유는 무엇일까? 근육 이외에도 근력에 영향을 미치는 다른 중요한 요소가 있기 때문이다. 바로 '신경 활동'이다.

| 오른손을 단련하면 왼손도 학습된다

근육이 수축하는 이유는 뇌신경에서 명령을 보내기 때문이다. 뇌과학 분야에서는 신경 활동을 자극해 우리 몸을 운동에 적응하도록 만들면 근력이 향상된다고 설명한다. 일례로 근육을 키우지 않고도 손쉽게 근력을 강화하는 방법이 있다. 오른손에 무거운 덤벨을 들고 지칠 때까지 팔 운동을 하는 것이다. 이렇게만 해도 팔 운동을 하지 않은 왼손의 근력이 10% 정도 증가한다. 참으로 신기하지 않은가? 이를 뒷받침하는 뇌과학적 근거가 있다.

도표 20

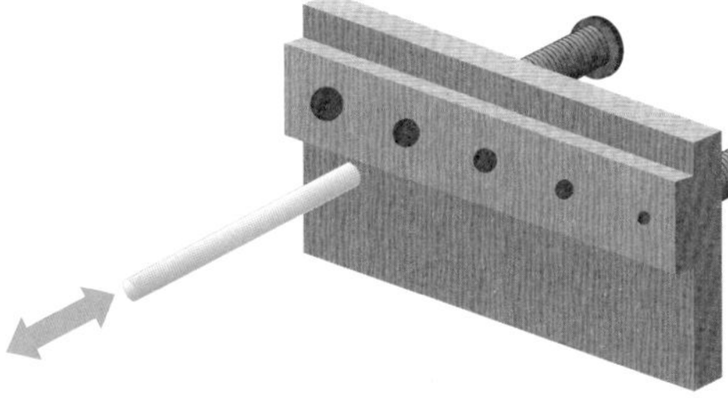

1894년 미국 예일대학교의 심리학자 스크립처(Scripture EW) 박사팀은 운동학습(같은 동작을 반복해 숙달하도록 만드는 학습-옮긴이)에 관한 실험을 했다. 이들은 피험자에게 구멍이 뚫린 판에 구멍의 직경보다 조금 가느다란 막대를 통과시키는 과제를 주었다. 그리고 구멍의 안쪽 가장자리에 센서를 부착해 막대가 닿으면 오류 표시가 뜨게 만든 후 오류 횟수를 측정했다(도표 20).

피험자는 오른손으로 막대를 잡고 구멍에 통과시키는 동작을 반복했는데, 아무리 조심스럽게 해도 처음에는 오류가 많이 났다. 하지만 횟수를 거듭할수록 같은 동작에 익숙해지면서 오류 횟수도 점차 줄었다.

그런데 운동학습의 효과를 알아보기 위해 이루어진 이 실험에서 박사팀은 다른 놀라운 사실을 발견했다. 오른손으로 능숙하게 막대를 구멍에 통과시키게 된 피험자가 왼손으로 막대를 쥐고 똑같은 동작을 하자, 놀랍게도 첫 번째 시도에서부터 처음 오른손으로 동작을 했을 때보다 오류 횟수가 적게 나타났다. 박사팀은 실험 결과를 바탕으로 한쪽 손을 단련하면 반대쪽 손까지 저절로 학습된다는 결과를 발표했다. 그리고 이를 '교차교육(cross education)'이라고 불렀다.

이어서 이들은 피험자에게 수은 측정기가 연결된 고무공을 쥐게 한 다음 양손의 악력을 측정했다. 그 뒤 오른손으로 고무공을 쥐었다 놓는 훈련을 반복했더니 아무것도 하지 않은 왼손의 악력도 증가했다. 즉, 근력을 단련하는 과정에서도 교차교육이 일어난 것이다.

교차교육에 의한 근력 강화 효과는 이후에도 여러 연구를 통해 검증되었다. 2018년 이탈리아 사사리대학교의 망카(Manca A) 박사팀은 785명의 데이터가 담긴 31건의 연구 결과를 바탕으로 메타 분석을 실시했고, '한쪽만 단련해도 반대쪽의 근력이 11.9%(팔 9.4%, 다리 16.4%) 증가한다'라는 결과를 얻었다.

| 이미지 트레이닝만 해도 근력을 강화할 수 있다

신경 활동을 자극해 근력을 강화하는 방법을 하나 더 소개하겠다. 바로 '머릿속으로 자신이 운동하는 모습을 그려보는 방법'이다. 이렇게 이미지 트레이닝만 해도 근력이 10% 정도 향상된다. 이는 근육과 신경 활동의 관계를 검증한 최신 뇌과학 연구를 통해서도 확인할 수 있다.

2017년 프랑스 부르고뉴대학교의 그호스프레트흐(Grosprêtre S) 박사팀은 피험자에게 7일 연속으로 같은 장면을 머릿속에 그리게 했다. 그러자 피험자의 하퇴삼두근(종아리 근육)의 등척성 근력(몸을 움직이지 않는 정적인 상태에서의 근육의 힘-옮긴이)이 9.46% 강화되었다. 그리고 피험자의 신경생리학적 변화를 측정했더니 실험 종료 후 척수의 신경 활동이 증가한 것으로 나타났다(도표 21).

도표 21

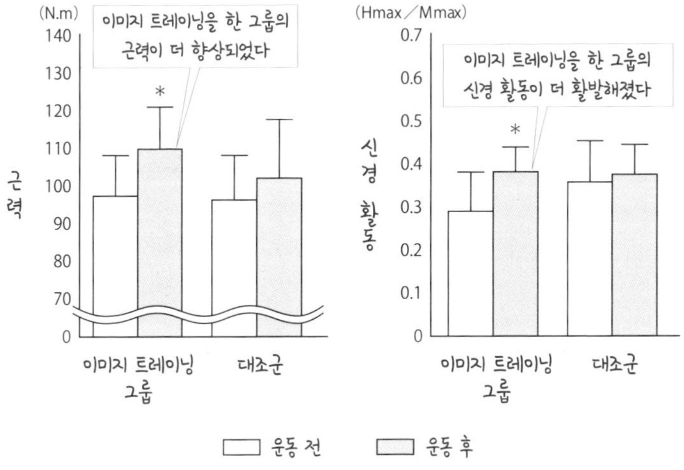

출처: Grosprêtre S, 2017.

2017년에 같은 대학교의 루피노(Ruffino C) 박사팀 역시 이미지 트레이닝과 근력 강화의 메커니즘에 대해 검증한 이전 연구 결과들을 분석했다. 그리고 척수뿐 아니라 대뇌피질 운동 영역의 신경 활동도 활발해진다는 결과를 얻었다.

이처럼 근육의 크기는 그대로여도 신경 활동에 변화를 주면 근력을 강화할 수 있다. 그러나 앞서 소개한 2가지 사례는 일시적인 신경 활동의 변화로 인한 결과다. 내일이면 다시 원래의 근력으로 돌아온다. 다시 말해, 이렇게 이미지 트레이닝으로 기른 근력은 진짜가 아니라는 의미다. 그렇다면 어떻게 해야 진짜 근력을 높일 수 있을까?

해답은 간단하다. 신경 활동을 적응시키면 된다. 뇌는 뉴런이라고 불리는 160억 개 이상의 신경세포가 복잡하게 얽힌 거대한 네트워크의 집합체다. 뉴런은 말초에서 뻗어나온 가지돌기를 이용해 다른 뉴런과 결합하고, 시냅스를 형성해 무수히 많은 정보를 전달한다. 어떤 운동을 처음 시작하면 초기에는 서툴러도 반복해서 연습하다 보면 점점 잘하게 된다. '몸이 동작을 기억하는 것'이다. 이는 뉴런이 새로운 정보를 전달하는 동안 시냅스가 새로운 모습으로 재결합해 신경 네트워크에 변화가 일어나기 때문이다.

이와 같은 네트워크의 재구축을 '신경 활동의 적응'이라고 부르며, 뇌과학 분야에서는 이러한 메커니즘을 운동 능력을 향상시키는 데 활용한다. 근력 강화의 효과가 오래 지속되기를 바란다면 근육을 키우는 것도 중요하지만 동시에 근육이 강한 힘을 발휘할 수 있도록 신경 활동을 변화시키고 적응시켜야 한다.

신경 활동과 관련된 근력 강화의 메커니즘으로 알게 된 사실이 하나 더 있다. 앞서 소개한 근육 비대 효과를 극대화하는 트레이닝 방정식만으로는 충분한 근력 강화 효과를 낼 수 없다는 사실이다. 근력 강화의 효과를 극대화하려면 신경 활동의 적응을 고려한 다른 방정식이 필요하다. 그것이 바로 '근력을 기르는 방정식'이다.

근력 강화 효과 = 운동 강도 × 운동 속도 × 주 단위 운동 빈도

이제부터 근력을 기르는 방정식의 구성 요소를 더욱 자세히 하나씩 살펴보자.

운동 강도

: 근력 강화에는 고강도 운동이 답이다!

| 근력 강화의 효과는 '신경 활동의 적응'으로 높일 수 있다

미국스포츠의학회는 '근력 강화에는 고강도 운동이 효과적'이라고 말한다. 구체적으로는 1RM의 80% 이상의 고강도 운동을 권장하며, 스포츠과학계 역시 이 견해를 지지한다.

어째서 근력 강화에는 저강도나 중강도 운동이 아닌 고강도 운동만 효과가 있을까? 이를 이해하기 위해 앞서 설명한 '크기의 원리'(37p 참고)를 다시 떠올려보자. 강한 힘을 발휘하려면 반드시 큰 운동단위를 동원해 많은 근섬유를 수축시켜야 한다. 1개의 근육은 여러 개의 큰 운동단위로 이루어져 있는데, 강한 힘을 발휘하려면 각각의 큰 운동단위를 동시에 수축시키는 것이 중요하다. 이를 '운동단위의 동기화'라고 한다.

그리고 강한 힘을 발휘하는 데 중요한 요소가 더 있다. 바로 '신경 활동의 발화 빈도(rate coding)'다. 신경 활동이 발화하는 빈도를 높이면 여러 운동단위가 동시에 동원되어서 강한 근력을 발휘할 수 있다(도표 22).

이전에 거의 해본 적 없는 고강도 운동을 반복하면 뇌 안에서 신경 활동의 발화 빈도가 높아진다. 그러면 여러 운동단위가 동원되고 동기화되면서 강한 힘을 발휘하도록 신경 네트워크를 재구축한다. 네트워크가 완성되면 더욱 높은 강도와 중량을 버텨내도록 신경과 근육이 강화되므로 필요한 만큼 근력을 발휘할 수 있다. 이것이 신경 활동의 적응으로 설명할 수 있는 근력 강화의 메커니즘이다.

도표 22

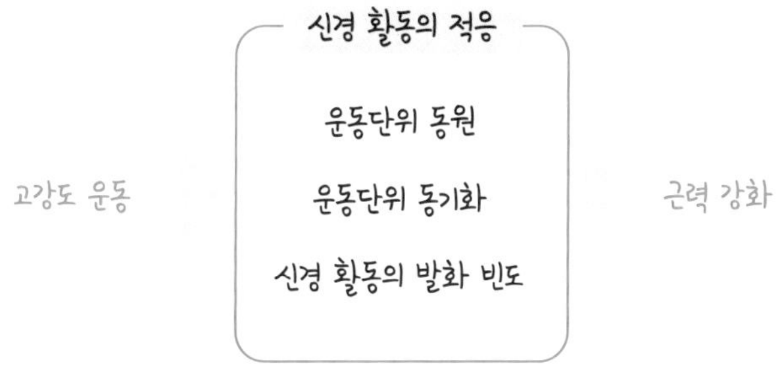

| 근력을 강화하려면 특이성의 원리를 따르자

근력 강화의 기본이자 신경생리학적 메커니즘을 바탕으로 도출된 이론이 '특이성의 원리(singular principle, 운동의 효과는 운동하면서 사용한 신체의 특정 조직이나 기관에만 나타난다. 따라서 특정 근육을 단련하고 싶으면 해당 부위를 자극하는 운동을 해야 한다는 원리-옮긴이)'다.

잘못된 자세로 벤치 프레스를 하다가 올바른 자세로 교정한 이후부터 기존에 잘 들던 중량을 들지 못하게 된 경험은 없는가? 이런 일이 생기는 이유는 신경 활동이 잘못된 자세에 적응한 상태이기 때문이다. 같은 운동도 어떤 자세로 하느냐에 따라 쓰이는 근육이 다르다. 신경 활동의 네트워크는 자세가 올바르든 잘못되었든 그 자세에 적응해버린다.

최근 신경생리학 분야의 인체 학습 기능에 관한 연구에서 근력 강화에는 고강도 운동이 효과적이라는 사실을 뒷받침하는 결과가 나왔다. 2017년 뉴욕시립대학교의 쉔펠드 박사팀은 운동 강도와 근력 강화 효과에 대해 조사한 연구 보고 21건을 바탕으로 메타 분석을 실시했다. 이들은 6주 동안 이루어진 트레이닝의 데이터를 1RM의 80% 이상인 고강도 그룹과 1RM의 80% 미만인 중·저강도 그룹으로 나누고 근력 강화 효과가 어떻게 달라지는지 분석했다.

그러자 고강도 운동을 한 그룹에서 근력 강화의 효과가 뚜렷하게 나타났다. 박사팀은 이를 바탕으로 '근력 강화에는 고강도 운동이 효과적이며, 이는 신경 활동의 적응 메커니즘과도 일치한다'라고 발표했다.

오늘날 스포츠과학 분야에서도 위에서 실행된 메타 분석을 근거로 고강도 운동이 근력 강화의 효과를 극대화시킨다고 말한다. 근력을 기르고 싶다면 고강도 운동만이 답이다.

운동 속도

: 근력을 기르고 싶다면 6초 이하의 속도로 움직여라

| 근력 강화의 효과는 6초 이하의 속도에서 극대화된다

근육 비대와 근력 강화는 여러 면에서 차이가 있는데, 최근에는 2가지 목적 모두를 만족시키는 트레이닝 방법도 나오고 있다. 앞서 '근육 비대에 효과적인 운동 속도는 8초 이내'라고 이야기했다. 그렇다면 근력 강화의 효과를 극대화하기 위해서는 어느 정도의 속도로 운동해야 할까?

2017년 호주 시드니대학교의 데이비스(Davies TB) 박사팀은 세계 최초로 근력 강화 효과를 극대화하는 운동 속도에 관한 메타 분석을 실시했으며, 다음과 같은 결론을 내렸다.

》근력 강화의 효과는 6초 이하의 속도로 운동할 때 극대화된다.

이 메타 분석은 15건의 연구 보고를 바탕으로 이루어졌다. 피험자는 총 509명(남성 292명, 여성 217명)이고 19~73세 사이의 트레이닝 경험자뿐 아니라 미경험자도 포함되어 있다. 이들은 데이터를 '빠른 속도로 운동한 그룹(2~4초)'과 '중간~느린 속도로 운동한 그룹(4.7~6초)'으로 나누어 분석했다. 그 결과 빠른 속도로 운동한 그룹에서는 21.8%, 중간~느린 속도로 운동한 그룹에서는 20.8%의 근력 강화 효과가 나타났다. 하지만 효과량의 차이는 매우 적고, 운동 속도의 변화에 따른 의미 있는 차이점도 찾아볼 수 없었다.

운동 속도는 운동 강도(중량)의 영향을 받는다. 당연히 낮은 강도로 운동하면 속도가 빨라지고 높은 강도로 운동하면 느려진다.

데이비스 박사팀은 운동 강도가 근력 강화 효과에 미치는 영향을 검증하기 위해 하위 그룹 분석을 실시했다. 그러자 운동 강도가 중강도인 경우에는 빠른 속도로 운동할 때 근력 강화 효과가 다소 높게 나타났다.

박사팀의 메타 분석에는 젊은 층과 고령자, 트레이닝 경험자와 미경험자의 결과가 뒤섞여 있었기 때문에 나이와 트레이닝 경험 여부가 미치는 영향에 대해서도 하위 그룹 분석을 실시했다. 그랬더니 나이나 트레이닝 경험 여부는 분석 결과에 영향을 미치지 않는 것으로 밝혀졌다.

정리하자면 운동 속도가 6초 이내면 그 안에서 빠르든 느리든 근력 강화 효과에는 큰 차이가 없다. 그리고 중강도로 운동할 때는 속도가 빠른 편이 근력 강화에 더욱 효과적이다. 결론적으로 근력 강화 효과는 나이나 트레이닝 경험 여부와 상관없이 6초 이하의 속도로 운동할 때 극대화된다. 이는 근육 비대 효과를 극대화하는 '8초 이내의 운동 속도'와는 또 다르다. 앞서 언급한 '신경 활동의 적응'을 바탕으로 이해해보자.

근력을 기르려면 강한 힘을 발휘하고 수축 속도가 빠른 속근섬유, 즉 '유형 II섬유'를 단련해야 한다. 그러려면 근육 비대가 목적일 때보다 빠르고 높은 강도로 운동해야 효과적이다. 이런 방식의 트레이닝을 반복하면 신경 활동도 유형 II섬유를 많이 동원해야 하는 상황에 적응하게 되며 그 결과 근력이 향상된다.

데이비스 박사팀은 나이나 트레이닝 경험 여부가 근력 강화 효과에 영향을 미치지 않는 이유 역시 '신경 활동의 적응' 때문이라고 말한다. 이에 대해서도 자세히 살펴보자.

통상적으로 근력 강화 효과를 결정하는 것은 '근육 비대'와 '신경 활동의 적응'이다. 나이가 들면 근단백질의 합성이 떨어져 근육을 키우기가 어렵다. 다시 말해, 근육 비대 효과는 나이의 영향을 받는다. 하지만 신경 활동의 적응 정도는 나이와 크게 상관이 없으며, 마찬가지로 나이가 근력 강화 효과에 미치는 영향도 적다고 알려져 있다.

또 트레이닝 경험자라고 해서 미경험자보다 신경 활동의 적응 능력이 더 뛰어나지 않다. 신경 활동의 적응은 운동하는 사람 모두에게 필요한 요소다. 그래서 박사팀은 근력 강화 효과에 트레이닝 경험 여부가 미치는 영향은 적을 것으로 추측했다.

운동 빈도

: 효과적으로 근력을 강화하려면 일주일에 몇 회 운동해야 할까?

| 근력을 기르려면 주 단위 운동 빈도를 늘리자

2009년에 미국스포츠의학회는 효과적으로 근력을 강화하려면 일주일에 2~3회 트레이닝하길 권장한다는 성명을 발표했다. 당시 성명에 대해 과학적 근거 없이 추측에서 비롯한 개념적 견해라는 지적이 있었다. 그런데 최근 미국스포츠의학회에서 '주 단위 운동 빈도'에 대해 큰 관심을 보이기 시작했고, 2018년에는 2건의 메타 분석이 보고되기도 했다.

캐나다 빅토리아대학교의 그루지치 박사팀은 22건의 연구 보고를 바탕으로 주 단위 운동 빈도가 근력 강화에 어떤 영향을 미치는지 분석했다. 그 결과, 주 단위 운동 빈도를 늘리면 근력 강화 효과도 커진다는 것을 발견했다. 박사팀은 추가로 운동 내용이나 성별, 나이에 따른 차이를 분석했고 몇 가지 중요한 사실을 알아냈다.

먼저 암 컬과 같은 단관절 운동(하나의 관절을 사용하는 운동)과 벤치 프레스와 같은 다관절 운동을 했을 때 주 단위의 운동 빈도가 근력 강화에 어떤 영향을 미치는지 살펴보았다. 분석을 해보니 단관절 운동의 경우에는 운동 빈도의 영향을 크게 받지 않았지만 다관절 운동의 경우에는 운동 빈도가 늘어날수록 근력 강화 효과가 높았다. 이는 다관절 운동을 할 때 총부하량이 신경 활동의 적응에 더욱 강력하게 관여한다는 것을 의미한다.

다관절 운동을 할 때는 단관절 운동보다 강한 근력이 필요하므로 그만큼 많은 근육을 사용한다. 여러 근육을 사용해 동시에 강한 힘을 발휘하려면 운동단위의 동원 및 동기화, 신경 활동의 발화 빈도 등을 우리 몸에 학습시켜 신경 활동의 적응 능력을 키워야 한다. 이를 위해서는 같은 동작을 여러 번 반복해야 하며, 그러다 보면 저절로 총부하량이 증가한다.

나이와 성별에 따라서는 어떤 차이가 날까? 젊은 연령층에서는 주 단위의 운동 빈도를 늘릴수록 근력 강화의 효과도 높게 나타났다. 또한 남성보다 여성이 주 단위 운동 빈도의 영향을 크게 받았다. 그루지치 박사팀은 메타 분석을 통해 근육 비대의 경우와 마찬가지로 근력 강화의 효과도 주 단위 빈도에 비례해서 증가한다는 사실을 알아냈다.

그렇다면 주 단위의 총부하량이 같은 경우에도 근력 강화의 효과는 운동 빈도에 비례해서 증가할까?

영국 스코틀랜드서부대학교의 랠스턴(Ralston GW) 박사팀이 12건의 연구 보고를 바탕으로 메타 분석을 했다. 이들은 데이터를 낮은 빈도(주 1회), 중간 빈도(주 2회), 높은 빈도(주 3회 이상)로 나눠 분석한 다음 결과를 살펴보았다. 그랬더니 주 단위의 총부하량이 같으면 운동 빈도를 달리해도 근력 강화의 효과에는 큰 차이가 없었다. 박사팀은 근력 강화 효과 역시 주 단위의 총부하량에 따라 결정된다고 결론지었다.

위의 결과 또한 신경 활동의 적응에 관한 메커니즘으로 설명할 수 있다. 근력 강화의 효과를 높이려면 고강도 운동을 올바른 자세로 반복해서 신경 활동이 적응하게 만들어야 한다. 그러려면 강한 힘을 발휘할 수 있도록 우리 몸에 특정 동작을 학습시켜야 한다. 즉, 운동하는 횟수가 늘어나면 그만큼 학습 효과가 향상되므로 근력 강화의 효과도 커지는 것이다.

주 단위의 총부하량이 근력 강화의 효과를 결정하는 지표로 쓰이는 것도 이러한 이유 때문이다. 총부하량은 운동 강도, 횟수, 세트 수를 곱한 값인데, 근력 강화를 목적으로 할 때는 고강도 운동만이 답이므로 운동 강도는 이미 정해져 있다. 결국 총부하량은 횟수와 세트 수로 결정된다는 뜻이다. 따라서 근육을 키울 때뿐 아니라 근력을 기를 때도 주 단위의 총부하량을 고려해서 운동 빈도를 정하는 것이 좋다.

지금까지 최신 과학적 근거를 바탕으로 근육 비대와 근력 강화의 효과를 극대화하는 트레이닝 방정식에 대해 살펴보았다. 스포츠과학계에서는 근육 비대와 근력 강화의 효과를 높이려면 주 단위 운동 빈도를 늘려야 하는데, 이때 운동 빈도는 주 단위의 총부하량을 고려해서 관리하라고 말한다. 그리고 현재는 이 말이 새로운 상식으로 자리잡았다.

근력을 기르고 싶으면 근육을 키울 때와 마찬가지로, 먼저 트레이닝의 기준이 되는 '주 단위의 총부하량'을 정하고 자신의 몸 상태나 상황에 따라 운동 횟수, 세트 수, 운동 빈도를 적절히 관리하고 조정하는 것이 중요하다.

2

과학적으로

올바른

근육 트레이닝 방법

운동 전
: 트레이닝은 전날 밤부터 시작된다

| 수면 부족이 몸과 마음에 미치는 영향

이번 장에서는 1장에서 설명한 '근육 트레이닝 방정식'과 '근력 트레이닝 방정식'을 바탕으로 구체적인 트레이닝 방법에 대해 소개하겠다.

먼저 알아두어야 할 점이 있다. 근육 트레이닝의 시작 시간은 헬스장에 도착해서부터가 아니다. 총부하량을 높이려면 우선 전날 밤에 잠을 잘 자야 한다. 다시 말해, 전날 밤부터 이미 근육 트레이닝이 시작되었다는 의미다. 이를 과학적으로 검증한 스포츠과학 분야의 연구를 살펴보자.

2012년에 영국의 스포츠 기관인 UK스포츠(UK Sport)에서 수면 시간이 트레이닝 효과에 미치는 영향에 대해 조사했다. 연구팀은 피험자로 운동선수들을 모집해 수면 시간이 8시간 이상인 그룹과 6시간 미만인 그룹으로 나누고 벤치 프레스, 스쿼트, 벤트 오버 바벨 로우와 같은 다관절 운동을 시켰다. 피험자들은 1RM의 85% 강도로 지칠 때까지 트레이닝을 반복했으며, 이를 총 4세트씩 실시했다. 그 후 다른 날 같은 조건에서 다시 실험했다.

결과는 놀라웠다. 수면 시간이 6시간 미만인 그룹은 8시간 이상인 그룹에 비해 벤치 프레스, 스쿼트, 벤트 오버 바벨 로우 모두에서 총

도표 23

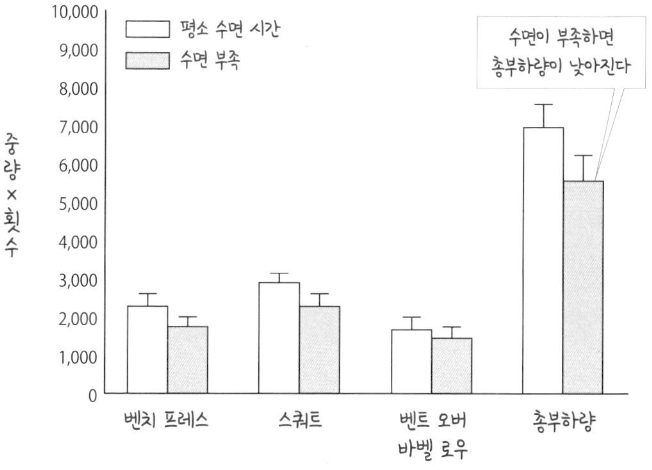

출처: Cook C, 2012.

부하량이 감소했다. 즉, 수면 시간이 부족할수록 운동 효과가 낮게 나타난 것이다(도표 23). 이는 '평소보다 3시간 적게 자면 벤치 프레스와 같은 다관절 운동 능력이 저하된다'라는 과거의 연구 보고를 뒷받침하는 결과이기도 하다.

수면 부족은 마음에도 영향을 미친다. 2018년 1월에 발표된 운동선수들을 대상으로 한 연구 보고에 따르면, 수면 부족은 의욕과 집중력을 저하시킬 뿐 아니라 초조함과 같은 불쾌한 감정을 일으킨다. 이러한 상태에서는 중량과 횟수를 적절히 조절하지 못해 과도한 운동으로 다칠 위험성도 커지므로 주의해야 한다.

| 잠이 부족하면 근육 내의 당이 감소한다

한편 튀니지 국립스포츠의과학센터와 호주 디킨대학교 놀스(Knowles OE) 박사팀의 연구에 따르면 잠이 부족해도 단관절 운동은 부정적인 영향을 받지 않는다고 한다(도표 24).

어째서 수면은 다관절 운동에만 영향을 미칠까? 그 이유는 바로 근육 내에 존재하는 글리코겐의 감소 때문이다.

근육에 있는 글리코겐은 근육에 쌓이는 다당류 중 하나이자 근육을 수축시키는 에너지원이기도 하다. 달리기 같은 유산소 운동과 달리, 근육 트레이닝은 무산소 운동에 가깝다. 유산소 운동의 에너지원

도표 24

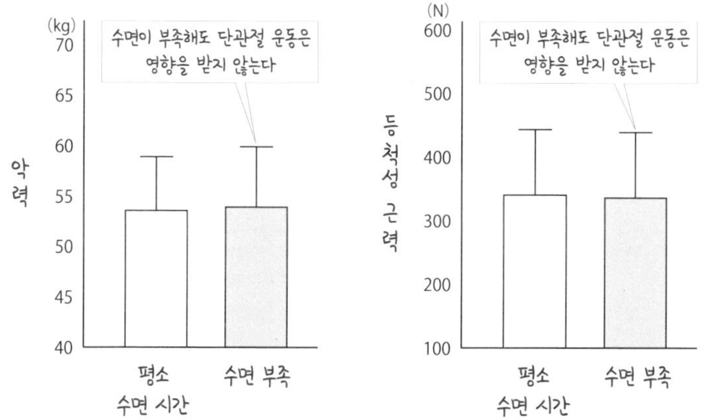

출처: Souissi N, 2013.

은 산소와 근육 내에 존재하는 글리코겐이지만 무산소 운동은 산소를 이용할 수 없으므로 근육 속의 글리코겐만 에너지원으로 사용한다. 그런데 잠이 부족하면 근육 내 글리코겐이 감소한다.

2011년 호주 찰스스터트대학교의 한 연구팀이 수면 부족 상태인 운동선수들을 대상으로 근육에 있는 글리코겐의 양을 측정했다. 평소처럼 잠을 잔 경우에 비해, 수면이 부족한 상태일 때는 글리코겐의 양이 감소하는 경향을 보였다.

인슐린은 체내의 혈당량을 조절하는 역할을 맡고 있는데, 혈당량을 조절하는 과정에서 글리코겐이 생성된다. 그런데 잠이 부족하면 인

도표 25

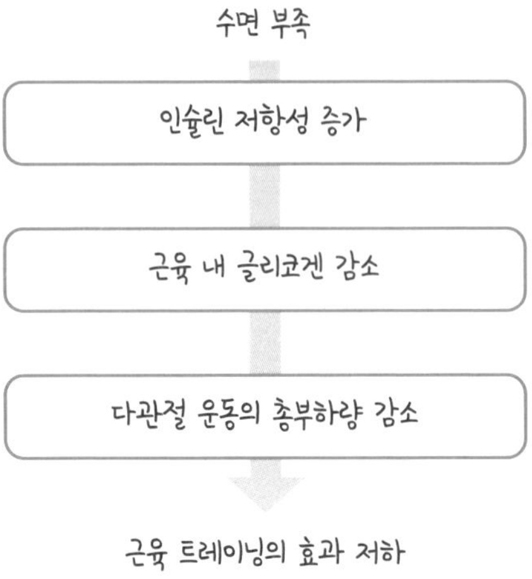

슐린의 혈당량 조절 기능도 저하한다(이를 인슐린 저항성이라고 부른다).

2017년 영국 스털링대학교의 한 연구팀은 수면 부족이 인슐린 저항성에 어떤 영향을 미치는지 검증했고, 수면 시간이 평소의 절반으로 떨어지면 인슐린 저항성이 뚜렷하게 증가한다는 사실을 알아냈다.

다관절 운동에는 단관절 운동을 할 때보다 많은 근육이 동원된다. 그래서 다관절 운동을 할 때는 그만큼 에너지 소비량도 크고, 근육 내에 있는 글리코겐도 많이 필요하다. 그런데 잠이 부족하면 인슐린 저항성이 증가하면서 글리코겐의 양이 감소하므로, 다관절 운동 능력은 저하될 수밖에 없다(도표 25).

| 하버드대학교가 알려주는 3가지 수면 방해 요소와 대책

수면의 질을 높여 최상의 컨디션으로 근육 트레이닝을 하려면 어떻게 해야 할까? 하버드대학교에서 운영하는 건강 블로그인 하버드헬스퍼블리싱(Harvard Health Publishing)에서는 카페인, 담배, 알코올이라는 3가지 수면 방해 요소를 피해야 된다고 말한다. 조금 더 구체적으로 살펴보자.

① 트레이닝 전날 오후 2시 이후에는 카페인을 피하라

수면의 질을 높이려면 트레이닝 전날 오후 2시 이후에는 카페인을 섭취하지 말아야 한다. 다만, 습관적으로 카페인을 섭취하던 사람이 갑자기 카페인을 끊으면 두통이나 극도의 피로감을 느낄 수 있으므로 카페인 섭취량은 서서히 줄이는 것이 바람직하다.

② 잠들기 2시간 전부터 흡연을 삼가라

담배에 들어 있는 니코틴은 중추신경을 흥분시키는 물질이라서 불면증을 일으킬 가능성이 크다. 니코틴은 심장 박동을 빠르게 만들고 혈압을 상승시킬 뿐 아니라 각성 시에 나타나는 빠른 뇌파 활동을 자극해 잠에 빠져드는 것을 방해한다. 수면의 질을 높이려면 잠들기 2시간 전부터는 흡연을 삼가자.

③ 술을 마시면 잠이 잘 온다는 속설을 믿지 마라

술을 마시면 잠이 잘 온다는 이야기가 있지만 사실은 그 반대다. 일반적으로 알코올은 신경계를 자극해 깊은 잠인 논렘수면을 방해한다. 습관적으로 알코올을 섭취하는 사람은 꿈을 자주 꾸거나 자다가 깨는 일이 잦다. 그뿐 아니라 알코올은 코골이 증상을 악화시키고, 수면 중의 호흡을 불안정하게 만든다. 과도한 알코올 섭취는 이러한 증상들을 유발해 수면의 질을 떨어뜨리므로 자기 전에는 알코올 섭취를 삼가야 한다.

운동 전
: 트레이닝 전에는 스트레칭을 하지 마라

| 스트레칭에 관한 유감스러운 연구 결과

사람들은 대부분 본 운동에 들어가기 전에 부상을 예방하고 운동 능력을 높이기 위해 준비 운동을 한다. 몸이 준비되어 있지 않으면 절대로 근육 트레이닝의 효과를 극대화할 수 없다. 준비 운동으로 가장 흔하게 하는 것이 스트레칭이다. 그런데 스트레칭을 할 때 반드시 주의해야 할 사항이 있다.

일반적으로 본 운동 전에 스트레칭을 권장한다. 그 이유는 '스트레칭이 부상을 예방한다'라는 보고가 있기 때문이다. 한편 스트레칭에 관한 기존에 널리 알려진 상식과 반대되는 유감스러운 연구 결과가 존재한다. 바로 '본 운동 전에 스트레칭을 하면 근육 트레이닝의 성과가 낮아진다'라는 내용의 보고다.

2004년 캐나다 SMBJ병원의 슈라이어(Shrier I) 박사팀은 세계 최초로 스트레칭이 근력과 순발력을 저하시킨다는 사실을 밝혀냈다. 이후 세계 곳곳에서 같은 내용의 보고가 잇달았다. 2006년에는 유럽스포츠의학회에서, 2010년에는 미국스포츠의학회에서 '본 운동 전에 시행하는 스트레칭이 운동 능력을 저하시킨다'라는 내용의 공식 성명을 발표했다.

미국 루이지애나주립대학교의 넬슨(Nelson AG) 박사팀도 '스트레칭은 근육 비대 효과를 감소시킨다'라는 연구 결과를 내놓았다. 스트레칭은 정지 상태에서 천천히 근육을 늘이는 정적 스트레칭과 움직이면서 근육을 풀어주는 동적 스트레칭으로 나눈다. 박사팀의 연구에서는 본 운동 전에 정적 스트레칭을 하자 근육 비대 효과가 감소했다.

이들은 본 운동 전에 스트레칭을 한 그룹과 하지 않은 그룹으로 분류하고, 피험자에게 1RM의 60% 강도로 지칠 때까지 레그 컬(leg curl)을 본 운동으로 시켰다. 그리고 레그 컬 횟수를 세어보았더니 스트레칭 후에 레그 컬을 한 그룹에서 운동 횟수가 24%나 줄어들었다.

이어서 브라질 상파울루대학교의 바로주(Barroso R) 박사팀은 스트레칭이 본 운동의 횟수뿐 아니라 총부하량도 감소시킨다고 알렸다. 연구팀은 본 운동 전에 스트레칭을 한 그룹과 하지 않은 그룹으로 나눈 뒤 트레이닝 경험이 있는 피험자에게 1RM의 80% 강도로 지칠 때까지 본 운동으로 레그 프레스(leg press)를 반복시켰으며, 이 과정을

도표 26

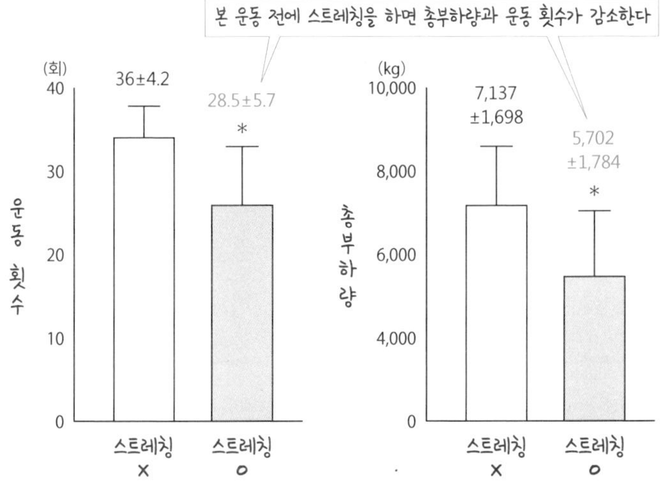

출처: Barroso R, 2012.

총 8세트 진행했다. 그 결과 본 운동 전에 스트레칭을 한 그룹의 운동 횟수는 18%, 총부하량은 23%나 줄었다(도표 26).

| 스트레칭이 운동 횟수를 감소시키는 3가지 이유

어째서 본 운동 전에 스트레칭을 하면 운동 횟수가 감소할까? 바로주 박사는 그 이유로 3가지를 들었다.

첫 번째, 근육을 묶음 단위로 움직이게 하는 '운동단위'가 일부만 작동하기 때문이다. 근육 비대 효과를 극대화하려면 근육을 형성하고 있는 모든 근섬유를 수축시켜야 한다.

이때 중요한 개념이 운동단위다. 운동단위 내에서는 하나의 운동신경과 여러 개의 근섬유가 팀을 이룬다. 근섬유는 각자 따로 일하지 않고 팀 단위로 일하는 셈이다. 운동할 때는 근육 내의 모든 팀을 동원해야 근육 비대 효과를 높일 수 있다.

그런데 본 운동 전에 스트레칭을 하면 신경 활동의 발화 빈도가 감소해 운동단위를 충분히 동원하지 못한다. 쉽게 말해, 운동단위 A팀은 일하는데 B팀은 빈둥거리는 상태가 된다.

두 번째, 스트레칭이 근육의 점성을 저하시키기 때문이다. 근육은 탄성 요소와 점탄성 요소로 이루어져 있어 어느 정도의 점성을 띤다. 덕분에 우리는 근육을 고무줄처럼 늘였다 줄였다 하며 자유자재로 움직일 수 있다. 그런데 스트레칭을 하면 근육의 점성이 저하되어 결과적으로 근력이 약해진다.

세 번째, 스트레칭을 하면 근육 내 혈류 공급에 장애가 생겨 극도의 빈혈, 즉 허혈 상태에 이르기 때문이다. 바로주 박사팀은 근육에 혈액이 부족한 허혈 상태인 채로 본 운동을 하면 피로물질이 제거되지 않아서 쉽게 지치기 때문에 운동 횟수가 줄어든다고 보았다.

| 스트레칭을 하면 근육 비대 효과도 감소한다

앞서 스트레칭이 본 운동의 총부하량을 감소시킨다고 말했다. 그렇다면 근육 비대 효과에는 어떤 영향을 미칠까?

브라질 캄피나스주립대학교의 주니어(Junior RM) 박사팀이 이 물음에 대한 답을 찾아 나섰다. 박사팀은 피험자를 본 운동 전에 스트레칭을 하는 A 그룹과 스트레칭 없이 본 운동만 하는 B 그룹으로 나누고 일주일에 2회씩 10주간의 운동 계획을 세웠다. 그리고 각 그룹의 본 운동 횟수, 총부하량, 10주 후 외측광근(넓적다리 바깥쪽 근육)의 단면적을 측정하기로 했다.

피험자들은 1RM의 80% 강도로 지칠 때까지 레그 익스텐션(leg extension)을 본 운동으로 4세트씩 실시했다. 그룹 A는 본 운동 전에 60초 동안 대퇴사두근을 자극하는 스트레칭을 했다. 그 후 결과를 측정했더니, 그룹 A는 운동 횟수와 총부하량이 모두 감소했다(도표 27). 외측광근의 근육이 얼마나 커졌는지를 알 수 있는 단면적 크기도 비교해보았다. 그 결과, 스트레칭을 하지 않고 본 운동만 했던 그룹 B는 12.7%가 증가했으나 본 운동 전에 스트레칭을 한 그룹 A의 증가율은 7.2%에 그쳤다(도표 28).

박사팀은 이러한 결과를 바탕으로, 본 운동 전에 스트레칭을 하면 총부하량이 감소해서 결국 장기적으로 보면 근육 비대 효과도 낮아진다고 보고했다.

도표 27

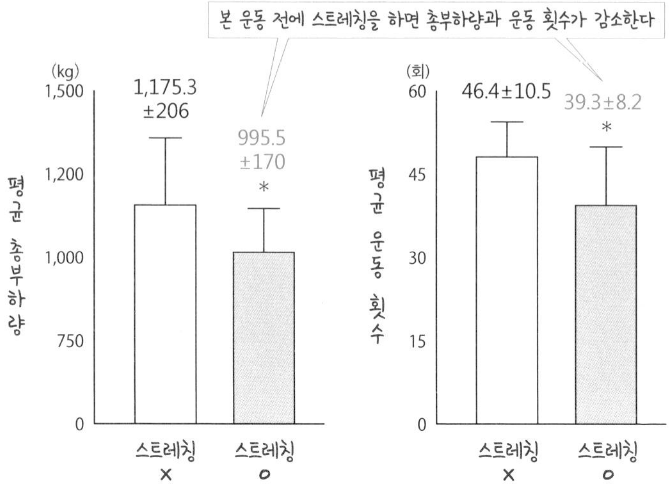

출처: Junior RM, 2017.

도표 28

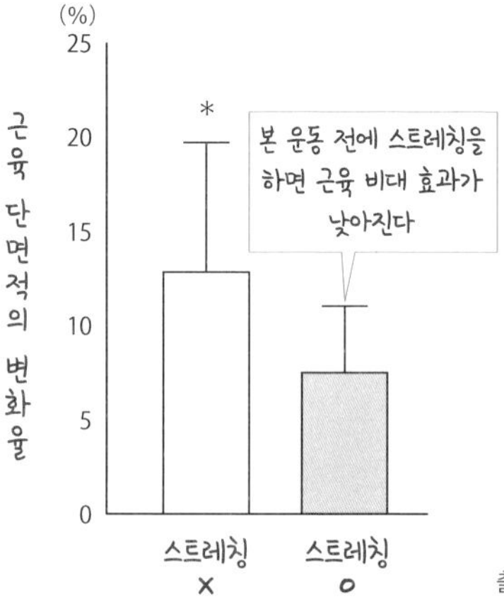

출처: Junior RM, 2017.

| 그래도 스트레칭을 해야겠으면 30초 내에 마치자

본 운동 전에 시행하는 스트레칭이 안 좋다고는 하지만 이미 습관이 들어 스트레칭 없이 바로 본 운동을 시작하는 것이 오히려 불편하다고 느끼는 사람도 있을 것이다. 꼭 스트레칭을 해야겠으면 근육당 스트레칭하는 시간을 30초 이내로 잡자. 이에 관한 체계적 문헌 고찰에 따르면 30초 이내의 스트레칭은 운동 성과에 영향을 미치지 않는다고 한다. 스트레칭은 30초만 해도 부상 예방에 효과적이라는 보고가 있으므로, 이 시간을 지키면 운동 능력을 유지하면서 부상도 예방할 수 있을 것이다.

운동 전
: 유산소 운동 후에는 낮은 강도로 몸을 풀어주자

| 오랫동안 비과학적이었던 준비 운동 방법론

앞서 이야기했듯이 본 운동 전에 하는 스트레칭은 총부하량을 감소시켜서 근육 비대 효과를 낮춘다. 그러면 근육 트레이닝 효과를 극대화하기 위해서는 준비 운동을 어떻게 해야 할까?

최근에 와서야 과학적으로 올바른 준비 운동에 관한 연구가 이루어졌다. 이제까지의 준비 운동 방법론은 트레이너의 주관적인 경험을 바탕으로 시행착오를 거듭하면서 발전해왔다. 준비 운동을 다룬 주요 연구 보고도 2003년이 마지막이었고, 그 후 10년이 넘도록 사실상 별다른 성과를 내지 못했다. 상황이 이렇다 보니 트레이닝의 효과를 높이는 준비 운동 방법론의 확립이 늦어질 수밖에 없었다.

2010년에 와서야 드디어 준비 운동을 다룬 구체적인 연구 결과가 나왔고, 2015년에는 준비 운동의 생리학적 메커니즘과 트레이닝에 미치는 효과를 모아서 정리한 논문이 보고되었다. 호주 캔버라대학교의 맥고완(McGowan CJ) 박사팀은 다음의 순서에 따라 몸을 풀어주면 본 운동의 성과를 높일 수 있다고 말한다.

》부상을 예방하기 위해 스트레칭을 한다.

》유산소 운동으로 근육의 온도를 높인다.

》특수 준비 운동으로 신경근의 활동을 활성화시킨다.

| 본 운동 전에 10분 동안 유산소 운동을 하자

준비 운동을 하는 이유는 근육의 온도를 높이기 위해서다. 준비 운동으로 근육의 온도가 1도 상승하면 최대 근력(1RM)이 4.7~4.9%, 수직 점프의 높이가 4.2~4.4% 증가한다. 그러면 어떤 방식으로 근육의 온도를 높이면 좋을까?

맥고완 박사는 달리기나 자전거 타기와 같은 유산소 운동을 중강도(최대 심박수의 60%)로 10~20분 동안 하라고 권한다. 최대 심박수는 흔히들 '220-나이'의 값이라고 하는데, 메타 분석을 해본 결과 '208-0.7×나이'로 계산하는 편이 더욱 정확하게 최대 심박수를 예측할 수 있다고 밝혀졌다.

예를 들어 30세는 '208-0.7×30'으로 계산한다. 그러면 최대 심박수는 분당 187로 나온다. 이때 준비 운동은 최대 심박수의 60%에 해당하는 분당 120박을 기준으로 10~20분 동안 실시한다. 이 기준은 유산소 운동을 10분 동안 하면 근육의 온도가 2~3도 올라가고, 20분 동안 하면 온도가 정점까지 올라간다는 연구 결과에 기초한 것이다. 준비 운동 과정에 '10분 이상의 유산소 운동'을 넣으라고 말하는 이유도 이 때문이다.

| 본 운동 전에 가볍게 특수 준비 운동을 하자

최근에는 특수 준비 운동(specific warm-up)이 주목을 받고 있다. 특수 준비 운동이란 스쿼트나 벤치 프레스와 같은 본 운동을 하기 전에 그것과 '동일한 동작'을 '가벼운 강도'로 실시하는 운동을 말한다.

본 운동 전에 유산소 운동을 하면 근육의 온도가 올라가 근력과 근육의 수축 속도를 높일 수 있다. 한편 특수 준비 운동을 하면 신경 및 근육 활동이 활성화되어 운동의 속도와 횟수를 더욱 높일 수 있다.

야구 경기를 예로 들어 설명해보겠다. 타자가 타석에 들어가기 전에 배트를 가볍게 휘두르고, 투수가 마운드에 오르기 전에 캐치볼을 하듯 공을 가볍게 던지는 모습을 보았을 것이다. 타자와 투수는 자신이 앞으로 시행할 동작과 같은 동작을 가볍게 하는 것으로 특수 준비 동작을 한다. 그런데 투수가 마운드에 오르기 전에 배트를 휘두른다고 공을 던지는 실력이 향상될까? 타자가 투구 연습을 한다고 공을 치는 능력이 좋아질까? 그렇지 않다. 다시 말해 본 운동과 '동일한 동작'을 '가벼운 강도'로 해야 신경 활동이 활성화되고, 척수의 반사적인 전기 활동이 늘고, 근육 내의 칼슘 이온이 증가한다. 그리고 이러한 생리학적 변화가 일어나야 운동 능력이 향상된다.

2011년 브라질 상파울루대학교의 아바드(Abad CC) 박사팀은 실험을 통해 유산소 운동 후 특수 준비 운동을 하면 최대 근력이 상승한다는 사실을 밝혀냈다. 이들은 트레이닝 경험자를 대상으로, 본 운동인 레그 프레스를 하기 전에 특수 준비 운동만 하는 그룹과 본 운동을 하기 전에 유산소 운동과 특수 준비 운동을 하는 그룹으로 나눈 다음 최대 근력을 측정했다.

특수 준비 운동은 1RM의 50%로 8회, 70%로 3회 실시했으며 유산소 운동으로는 자전거를 최대 심박수의 60%의 강도로 20분 동안 타게 했다. 그 결과 본 운동을 하기 전에 특수 준비 운동만 했던 그룹보다 유산소 운동을 하고 나서 특수 준비 운동까지 했던 그룹의 최대 근력이 8.4% 증가했다(도표 29).

근력의 세기는 운동신경과 그것이 지배하는 근섬유의 묶음인 운동단위를 얼마나 동원하느냐로 결정된다(37p '크기의 원리' 참고). 연구자들은 본 운동을 하기 전에 특수 준비 운동을 하면 신경 활동이 촉

도표 29

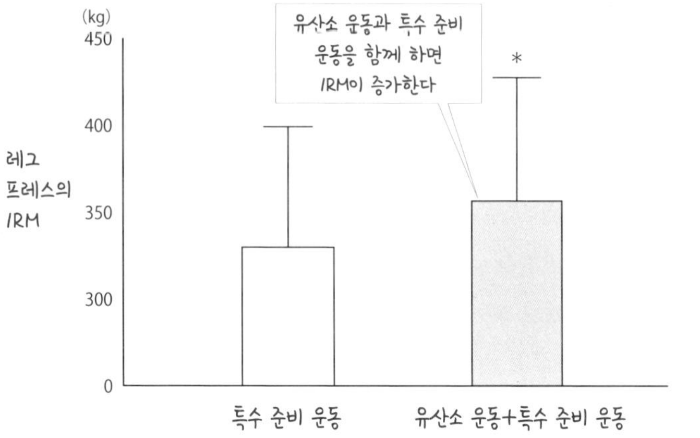

출처: Abad CC, 2011.

진되어 운동단위의 동원이 활발해지면서 최대 근력이 증가하는 것으로 보고 있다.

2015년 브라질 리우데자네이루연방대학교의 사(Sá MA) 박사팀은 피험자를 3개 그룹으로 나누고 본 운동 전에 각각 정적 스트레칭, 탄성 스트레칭(동적 스트레칭의 한 종류), 특수 준비 운동을 했을 때 운동 횟수에 어떤 차이가 생기는지 측정했다. 이때 특수 준비 운동은 1RM의 30% 강도로 20회 실시했다. 그랬더니 특수 준비 운동을 한 그룹에서 스트레칭을 했던 그룹들보다 운동 횟수가 두드러지게 증가한 결과를 보였다(도표 30).

도표 30

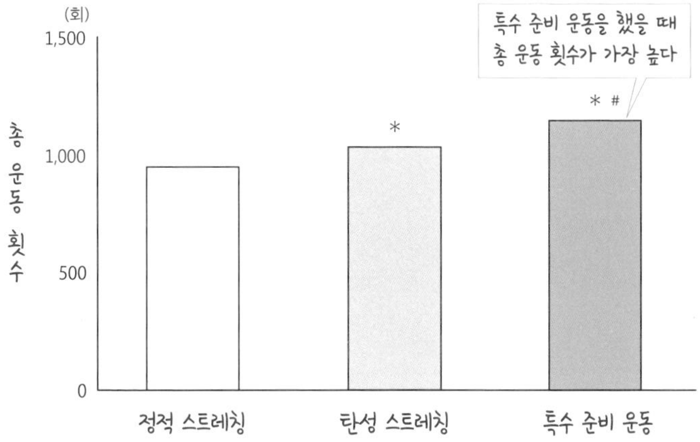

출처: Sá MA, 2015.

즉, 특수 준비 운동을 하면 본 운동의 운동 강도나 횟수가 증가하고 이로 인해 총부하량이 늘어나 근육 비대 효과가 높아진다. 실제로 트레이닝을 할 때는 본 운동과 동일한 동작을 1RM의 30%에 해당하는 저강도로 해서 특수 준비 운동을 시작한 다음 목표로 삼는 운동 강도까지 단계적으로 높여 본 운동을 하는 것이 좋다.

3대 트레이닝 - 스쿼트 편 1
: 과학적으로 올바른 스쿼트의 기본 자세

| 생체역학으로 밝혀낸 올바른 스쿼트, 벤치 프레스, 데드리프트 방법

'3대 근육 트레이닝'이라고 불리는 스쿼트(squat), 벤치 프레스(bench press), 데드리프트(deadlift)는 근육 단련에 힘쓰는 많은 사람에게 꾸준히 사랑받고 있는 운동이다. 하지만 이 운동들에 관한 기존의 방법은 경험적인 법칙을 따른 것이 대부분으로, 그동안 스포츠과학 분야에서도 충분히 과학적인 이론과 근거를 제시하지 못했다.

그런데 최근 들어 변화의 물결이 일고 있다. 오른쪽의 [도표 31]은 과거 20년 동안 이루어진 3대 근육 트레이닝에 관한 연구 보고 건수를 집계한 것이다. 보고 건수 자체는 그리 많지 않지만 스쿼트, 벤치 프레스, 데드리프트에 관한 연구가 점점 증가한다는 사실을 확인할 수 있다. 이러한 추세는 트레이닝 방법론에도 과학적인 이론과 근거가 제시되기 시작했다는 것을 의미한다.

특히 생체역학이라는 학문 분야에서 연구 결과들이 속속 보고되고 있다. 생체역학은 트레이닝 방법에 따른 효과를 물리학적인 측면에서 연구해 더욱 효과적인 트레이닝 방법은 무엇인지 제안하는 학문이다. 이 분야의 선구자는 미국의 유명 트레이너인 마크 리피토(Mark Rippetoe)다.

도표 31

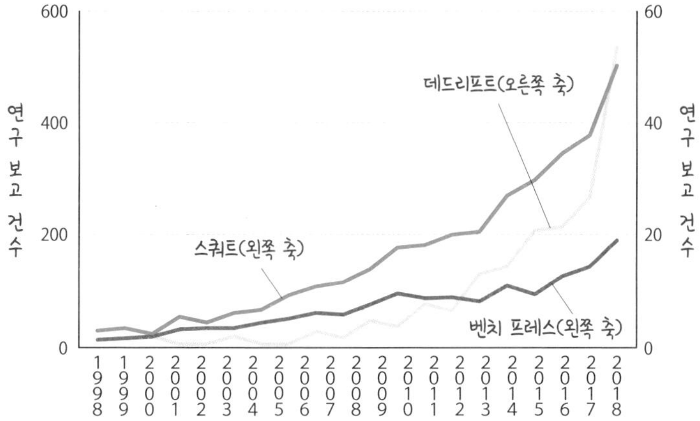

출처: PubMed

그는 기존의 경험론에서 나아가 생체역학적 고찰을 거듭한 끝에 올바른 트레이닝 방법이 무엇인지 알아내었으며, 연구 결과를 자신의 서서인《스타팅 스트렝스(Starting Strength)》에 실었다.

이번 장에서는 리피토의 《스타팅 스트렝스》를 바탕으로, 과학적으로 올바른 스쿼트와 벤치 프레스, 데드리프트에 관한 방법론을 최신 생체역학 연구 보고와 함께 소개하겠다.

| 스쿼트의 기본 자세

과학적으로 올바른 스쿼트를 하려면 '동작을 하는 동안 바벨의 무게중심은 발바닥의 중앙(미드 풋)에 오게' 해야 한다. 이것이 핵심 포인트다. 이렇게 자세를 잡아야 안정성을 높이고 에너지 효율을 극대화할 수 있다. 평소에도 자리에 앉아 있다가 일어설 때 무게중심은 항상 미드 풋에 위치한다(도표 32). 휘청거리거나 균형이 무너졌을 때는 무게중심이 미드 풋에서 벗어나 있는 상태다.

언뜻 보기에는 간단한 것 같지만 스쿼트를 할 때 기본 자세를 철저하게 지키는 사람은 많지 않다. 트레이너로서 내 경험에 비추어 보면 많은 사람이 보텀 자세(쪼그려 앉는 자세)를 잘못 취해 무게중심이 미드 풋에서 벗어난 상태로 스쿼트를 한다. 그러면 안타깝게도 제대로 된 트레이닝 효과를 낼 수 없다.

도표 32

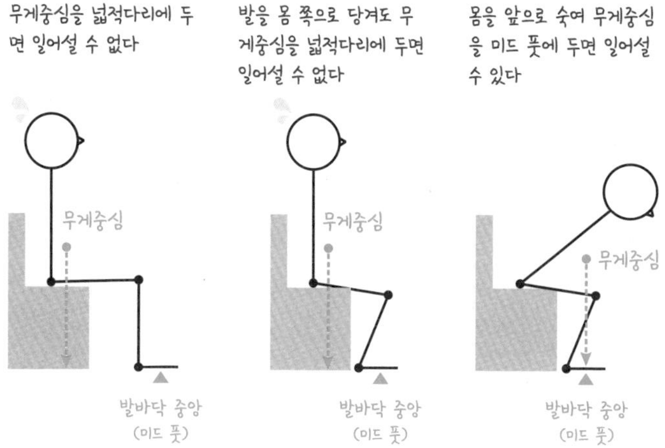

백 스쿼트는 바벨을 높은 위치에 두는 하이 바 스쿼트와 낮은 위치에 두는 로우 바 스쿼트로 나뉜다. 각각의 기본 자세와 무게중심의 위치는 어때야 하는지 예를 들어보겠다. 로우 바 스쿼트를 할 때 보텀 자세에서 바벨의 위치가 뒤쪽으로 이동하는 사람은 상체나 고관절을 제대로 쓰지 않았거나 골반을 충분히 앞쪽으로 기울이지 않았을 가능성이 크다. 하이 바 스쿼트의 보텀 자세에서는 무릎을 앞으로 충분히 굽히지 않으면 무게중심이 몸 뒤쪽으로 쏠려서 근육에 제대로 부하가 걸리지 않는다.

또한 신체 각 관절의 각도에 따라서도 자세가 올바르거나 잘못된다. 예를 들어 하이 바 스쿼트를 할 때는 바벨을 등의 위쪽(제7경추 또는 승모근 위쪽)에 둔다. 그렇기 때문에 보텀 자세에서 바벨의 무게중심을 미드 풋에 오게 하려면 상체를 일으켜 세워서 고관절의 각도를 넓게 만들고, 무릎관절의 각도를 좁게 구부려야 한다. 무릎이 발끝보다 살짝 앞쪽으로 나오도록 이동시켜 발목관절의 각도까지 좁게 굽힌 것이 올바른 자세다. 이에 반해 로우 바 스쿼트를 할 때는 바벨을 등의 아래쪽(견갑골 또는 승모근 아래쪽)에 두므로 무게중심을 맞추려면 상체를 깊게 아래로 숙여서 고관절의 각도를 좁게 만들어야 한다. 무릎의 위치가 발끝을 넘지 않아야 하며 무릎관절과 발목관절의 각도는 넓게 만든 자세가 올바르다.

| 생체역학의 핵심 개념인 모멘트와 모멘트 암

스쿼트를 할 때 바벨의 무게중심을 발바닥의 중앙인 미드 풋에 오게 하면 바벨의 위치가 바뀔 때마다 관절의 각도와 자세가 달라진다. 그리고 자세가 달라지면 근육 활동(부하가 걸리는 근육)에도 변화가 생긴다.

어떤 근육에 부하가 걸리는지를 알려면, 다시 말해 근육 활동을 이해하려면 모멘트(moment)와 모멘트 암(moment arm)이라는 개념을 짚고 넘어가야 한다. 조금 어려울 수 있으므로 그림을 보며 설명하겠

도표 33

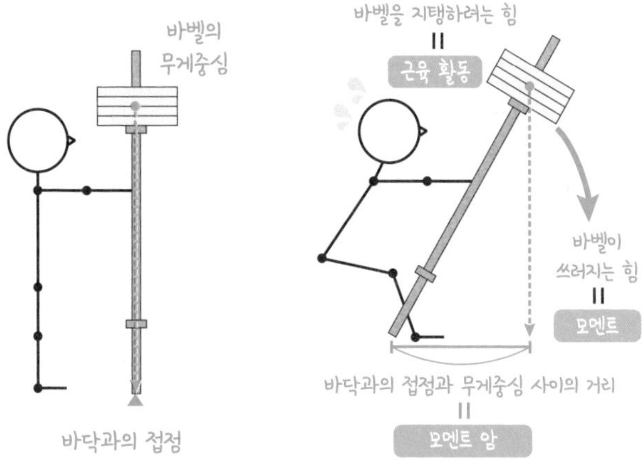

출처: 《스타팅 스트렝스》

다. [도표 33] 왼쪽 그림과 같이, 바닥과 수직을 이루도록 바벨을 잡은 모습을 떠올려보자. 무게중심이 바닥과의 접점에 위치하면 바벨을 안정되게 세울 수 있다. 하지만 오른쪽 그림처럼 무게중심이 바닥과의 접점에서 멀어질수록 바벨이 쓰러지는 힘이 커지므로, 바벨을 지탱하려면 (근육의) 힘을 사용해야 한다. 이때 바벨의 중량이 무거울수록 바벨이 쓰러지는 힘도 커진다.

생체역학에서는 바벨이 쓰러지는 힘(회전력)을 모멘트라고 하며, 바닥과의 접점(받침점)과 무게중심 사이의 거리를 모멘트 암이라고 부른다. 모멘트 암의 길이가 길수록 모멘트는 커진다. 또한 모멘트는 무게중심의 무게가 무거울수록 커진다. 바벨이 쓰러지는 힘(모멘트)에 반대로 작용하는 힘, 다시 말해 쓰러지는 바벨을 지탱하려는 힘이 근육 활동이나. 근육 활동은 모멘트값과 같다. 따라서 바벨의 중량이 일정하다면 근육 활동은 모멘트 암의 길이에 의해 결정된다.

근육 활동 = 모멘트의 크기 = 모멘트 암의 길이(바벨의 무게는 일정)

3대 트레이닝 - 스쿼트 편 2
: 하이 바 스쿼트와 로우 바 스쿼트

| 스쿼트는 무릎이 발끝을 넘어가지 않아야 한다?

그러면 이제부터 어떻게 몸을 움직이면 되는지 설명하겠다. 스쿼트를 해본 경험이 있는 사람이라면 '무릎이 발끝을 넘어가지 않게 하라'는 말을 들어본 적이 있을 것이다. 하지만 이는 로우 바 스쿼트에만 해당되는 주의 사항이다.

같은 주의 사항을 하이 바 스쿼트에 적용하면 무게중심이 발뒤꿈치로 이동해버린다. 그러면 불안정한 위치에 놓인 무게중심을 보완하기 위해 상체를 앞쪽으로 깊이 숙이게 되어서 스쿼트의 주목적인 대퇴사두근을 단련할 수 없다. 트레이너였을 때 잘못된 자세로 스쿼트를 하는 사람이 종종 눈에 띄었다. 그만큼 흔히 저지르는 실수이므로 주의하기 바란다. 이러한 이론을 바탕으로, 이제 스쿼트를 할 때는 구체적으로 어떻게 몸을 움직이면 좋을지 알아보자.

하이 바 스쿼트

① 바벨의 무게중심을 발바닥의 중앙(미드 풋)에 둔다. 그 상태에서 등을 세우고, 가슴은 펴지 말고 자연스럽게 선다.

② 발과 발 사이의 거리(스탠스 폭)는 어깨너비보다 넓게 벌리고, 발끝을 30도로 벌려 바깥을 향하게 만든다.

③ 무릎을 굽히며 바벨을 내린다. 이때 상체는 앞쪽으로 살짝만 숙인다. 무릎은 발끝보다 앞으로 나오게 하고, 엉덩이는 무릎보다 아래로 내린다.

④ 바벨의 무게중심을 발바닥의 중앙에 둔 상태에서 바벨을 위로 곧게 들어올린다.

도표 34 하이 바 스쿼트의 자세

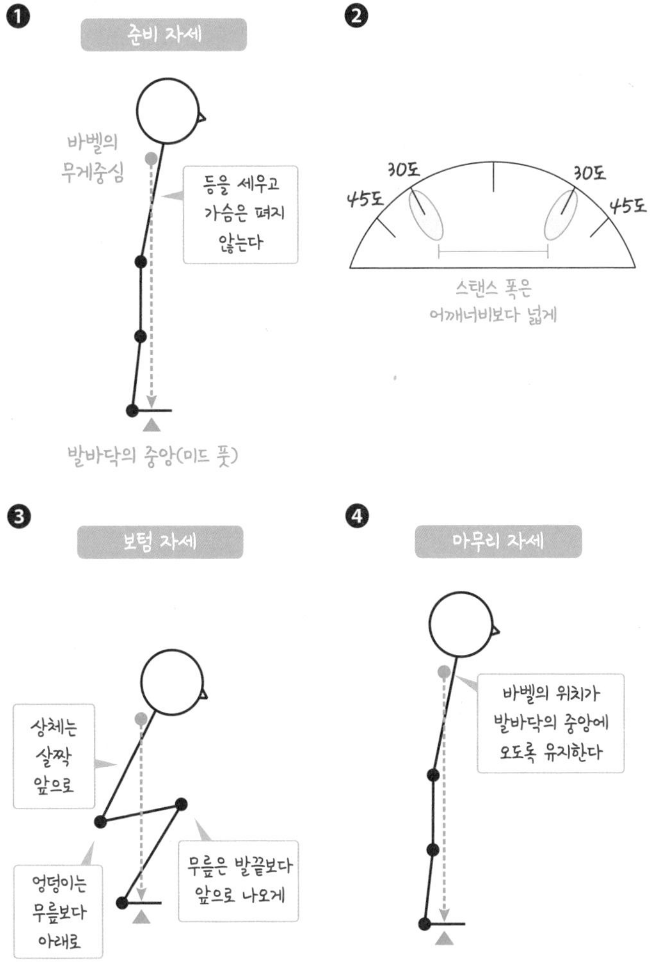

출처: 《스타팅 스트렝스》

로우 바 스쿼트

① 바벨의 무게중심을 발바닥의 중앙(미드 풋)에 둔다. 그 상태에서 등을 세우고, 가슴은 펴지 말고 자연스럽게 선다.

② 발과 발 사이의 거리(스탠스 폭)는 어깨너비보다 넓게 벌리고, 발끝을 30도로 벌려 바깥을 향하게 만든다.

③ 무릎을 굽히며 바벨을 내린다. 이때 상체를 앞쪽으로 깊게 숙인다. 무릎은 발끝보다 앞으로 튀어나오지 않게 주의하고, 엉덩이는 무릎 높이까지 내린다.

④ 바벨의 무게중심을 발바닥의 중앙에 둔 상태에서 바벨을 위로 곧게 들어올린다.

도표 35 로우 바 스쿼트의 자세

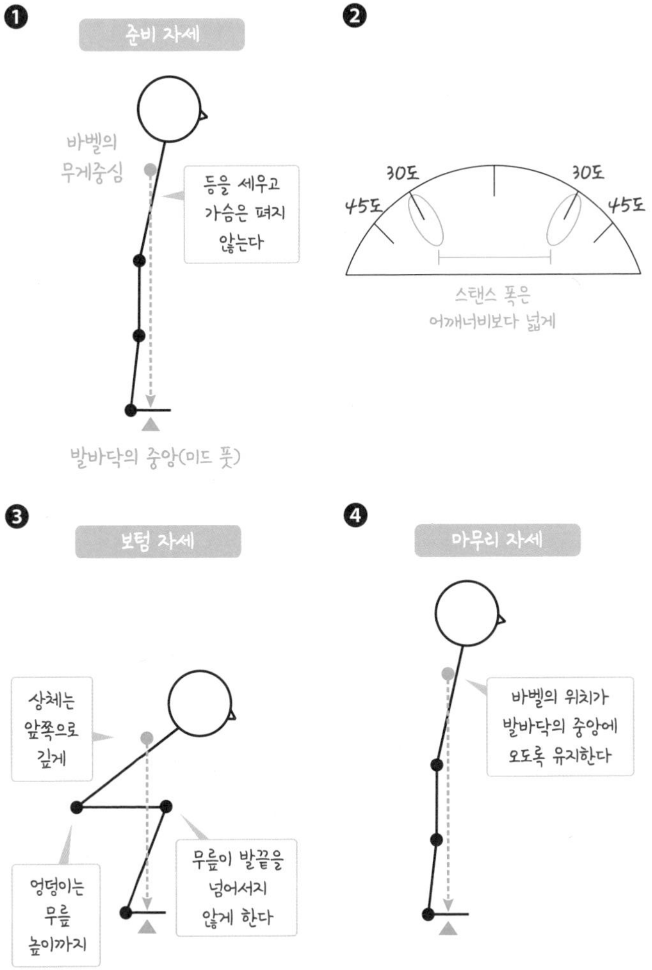

출처: 《스타팅 스트렝스》

| 하이 바와 로우 바는 무엇이 다를까?

하이 바 스쿼트와 로우 바 스쿼트는 어떻게 다른지, 각각의 특징과 차이점을 자세히 알아보자.

준비 자세

둘 다 무게중심(바벨)의 위치를 발바닥의 중앙에 맞춘다.

바벨의 위치

하이 바 스쿼트를 할 때는 제7경추의 가시돌기(목 뒷부분을 만졌을 때 살짝 튀어나온 뼈) 바로 아래에 있는 상부 승모근(후두부에서 목에 걸쳐 있는 근육)에 바벨을 걸친다. 로우 바 스쿼트를 할 때는 견갑골에 바벨을 두는데, 구체적으로는 삼각근 후부섬유(어깨 뒤쪽 근육)와 하부 승모근(등 아래쪽 근육)을 연결한 선 위에 위치시킨다.

보텀 자세에서 상체를 앞으로 숙이는 각도

하이 바 스쿼트에서는 상체를 앞쪽으로 살짝만, 로우 바 스쿼트에서는 깊게 숙인다. 로우 바 스쿼트를 할 때 상체를 앞쪽으로 얕게 숙이거나 일으켜 세우면 무게중심이 몸 뒤쪽으로 쏠려 자세가 불안정해진다. 그러면 등이나 엉덩이의 근육, 햄스트링(허벅지 뒤쪽 근육)에 제대로 부하가 걸리지 않는다.

고관절의 각도

하이 바 스쿼트에서는 고관절의 각도를 넓게, 로우 바 스쿼트에서는 각도를 좁게 한다. 고관절의 각도는 상체를 앞쪽으로 숙이는 각도에 따라 변한다.

무릎관절의 각도

무릎관절의 각도를 하이 바 스쿼트에서는 좁게, 로우 바 스쿼트에서는 넓게 만든다. 하이 바 스쿼트를 할 때는 무릎을 깊숙이 접어 앉아도 된다. 무릎관절의 각도가 좁아 무게중심이 몸 뒤쪽으로 이동해도, 상체를 세웠기 때문에 안정적인 자세를 유지할 수 있다. 반대로 로우 바 스쿼트를 할 때는 무릎을 깊숙이 접어 앉으면 안 된다. 무릎관절의 각도가 좁아지면 무게중심이 몸 뒤쪽으로 이동하는데, 로우 바 스쿼트에서는 상체가 이미 앞으로 숙여져 있기 때문에 자세가 불안정해진다.

발목관절의 각도

발목관절이 앞쪽으로 꺾이는 각도는 무릎을 굽히는 각도에 따라 달라진다. 하이 바 스쿼트를 할 때는 무릎을 깊숙이 굽히므로 발목관절의 각도가 좁다. 반면 로우 바 스쿼트를 할 때는 무릎관절을 굽히는 각도가 넓어 발목관절의 각도가 넓어진다.

3대 트레이닝 - 스쿼트 편 3
: 스쿼트 효과를 극대화하는 스탠스 폭과 발의 방향

| 스쿼트의 성과는 발의 너비에 달렸다

앞서 설명한 하이 바 스쿼트는 대퇴사두근의 근육 활동을, 로우 바 스쿼트는 대둔근(엉덩이 근육)과 등 근육, 햄스트링의 근육 활동을 높이는 데 적합하다(도표 36).

특히 로우 바 스쿼트를 하면 대둔근과 햄스트링의 근육 활동인 '힙 드라이브(hip drive, 고관절을 힘차게 접었다 펴면서 대둔근을 수축·이완시키는 동작-옮긴이)'라는 동작의 효과를 높일 수 있다. 힙 드라이브를 활성화하면 점프나 스프린트 같은 동작을 시행하는 데 중요한 역할을 하는 대둔근과 햄스트링이 단련된다. 그러면 바닥에 착지할 때 충격을 덜 받아 무릎이 뒤틀리는 것을 막을 수 있다. 이처럼 무릎관절의 부상을

도표 36

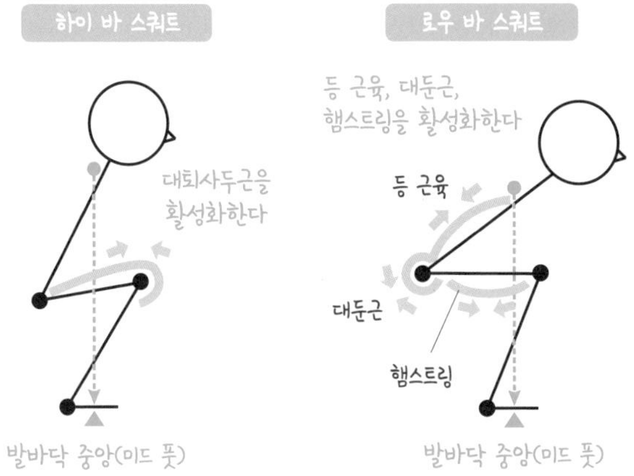

출처: 《스타팅 스트렝스》

예방하는 데 도움이 되므로, 최근에는 운동선수들에게도 힙 드라이브를 적용한 로우 바 스쿼트를 권장한다.

힙 드라이브의 효과를 높이려면 스탠스 폭(발과 발 사이의 거리)과 발의 방향에 유의해야 한다. 《스타팅 스트렝스》의 저자인 마크 리피토는 다음과 같은 자세를 권장한다.

》스탠스 폭은 어깨너비보다 넓게 벌린다.

》발끝을 30도 정도로 바깥쪽을 향하게 만든다.

》발끝이 향한 쪽으로 무릎을 굽힌다.

이 자세로 스쿼트를 하면 골반이 대퇴부에 부딪치지 않고, 고관절이 충분히 접혀서 근육 활동을 최대한으로 높일 수 있다.

최근 한 연구에서 근선도를 측정하면서 실험한 결과, 스탠스 폭을 어깨너비보다 넓게 벌렸을 때 대둔근의 근육 활동이 활발해지는 것으로 나타났다. 이를 뒷받침하는 또 다른 연구에서도 어깨너비보다 스탠스 폭이 넓었을 때 고관절을 펴는 힘(순 모멘트, net moment)이 향상되었다고 한다.

| 발을 어깨너비 이상으로 벌렸을 때 생기는 변화

리피토가 제안한 자세로 스쿼트를 할 때 이점이 더 있다. 바로 내전근(허벅지 안쪽 근육)과 대둔근의 근육 활동을 높일 수 있다는 점이다. 내전근은 이름 그대로 고관절을 닫는 동작(내전)을 할 때 쓰인다. 하지만 고관절이 접혀 있을 때는 고관절을 펴는 동작(신전)에 쓰이기도 한다.

스탠스 폭을 어깨너비보다 넓게 벌리고 발끝을 몸 바깥쪽을 향하게 한 뒤 그 방향으로 무릎을 굽히면 내전근이 더욱 늘어나면서 근육 활동이 활발해진다. 그러면 대둔근뿐 아니라 내전근에도 강한 부하가 걸려 힙 드라이브가 더욱 활성화된다.

핀란드 이위베스퀼레대학교의 라흐티(Lahti J) 박사팀은 스탠스 폭

도표 37

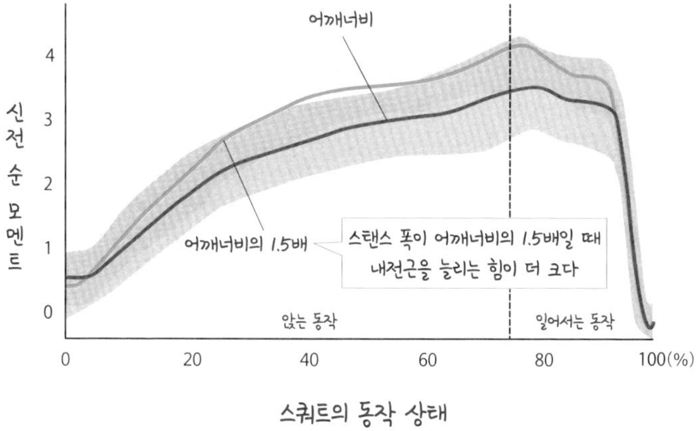

출처: Lahti J, 2019.

을 다르게 해서 스쿼트를 했을 때 무릎관절을 안쪽으로 모으는 힘(내전 순 모멘트)이 어떻게 변하는지 측정했다. 그 결과, 스탠스 폭이 어깨너비보다 1.5배 넓은 그룹은 스탠스 폭을 어깨너비로 벌린 그룹보다 무릎관절의 내전 순 모멘트값이 커졌다(도표 37).

무릎관절을 안쪽으로 모으는 힘은 고관절을 바깥으로 여는 힘과 관련이 있는데, 이 힘을 발휘하는 주체는 대둔근으로 알려져 있다. 즉, 스탠스 폭을 넓게 벌리면 무릎을 안쪽으로 모으는 내전근의 힘을 누르기 위해 대둔근의 근육 활동이 더욱 활발해지는 것이다.

3대 트레이닝 - 벤치 프레스 편 1

: 과학적으로 올바른 벤치 프레스의 기본 자세

| 벤치 프레스의 기본 자세

바벨의 무게중심을 발바닥의 중앙에 두는 게 스쿼트의 기본 자세다. 바벨의 위치에 따라 스쿼트의 자세가 바뀌고 쓰이는 근육도 달라진다. 이러한 근육 활동의 메커니즘을 이해해야 운동 목적과 몸 상태에 맞는 자세를 고를 수 있다. 한편 벤치 프레스는 어떤 자세로 해야 할까? 리피토는 벤치 프레스의 기본 자세로 2가지 지침을 말한다.

》바벨을 들어올릴 때(탑 포지션) 바벨을 어깨관절 바로 위에 위치시킨다.

》바벨을 내릴 때(보텀 포지션) 어깨관절은 60~70도로 벌리고, 팔꿈치관절은 아래팔(팔꿈치부터 손목까지의 부분)이 바닥과 수직이 되게 움직인다.

벤치 프레스를 할 때 어깨가 아픈 이유는 바벨을 들어올릴 때 견갑골을 바깥쪽으로 향하게 만들거나(외전), 바벨을 내릴 때 겨드랑이를 너무 크게 벌리기 때문이다. 트레이닝의 효과를 극대화하는 것도 중요하지만 부상을 예방하기 위해서라도 과학적으로 올바른 자세를 익혀야 한다.

그러면 벤치 프레스를 할 때는 몸을 어떻게 움직여야 하는지 구체적으로 살펴보자.

벤치 프레스

① 견갑골을 등 안쪽으로 모으고 아래로 내린다(155p 도표 43, 내전·하강 참고). 동시에 등을 아치 모양으로 만드는데 골반을 앞쪽으로 밀어서 흉추가 아닌 요추로 아치를 만든다. 이때 벤치에서 엉덩이가 뜨지 않도록 주의한다.

② 바벨을 쥘 때 손의 너비는 어깨너비의 1.5배가 되게 한다. 동작을 시작할 때 바벨은 어깨관절 바로 위쪽에 위치시킨다.

③ 바벨을 내린다. 어깨관절을 60~75도로 벌리고, 팔꿈치관절은 아래팔이 바닥과 수직을 이루도록 움직인다.

④ 어깨관절의 바로 위쪽으로 바벨을 들어올린다. 바벨을 들어올린 후에는 견갑골이 바깥쪽으로 벌어지기 쉬우므로, 다시 안쪽으로 모으고(내전) 바벨을 내린다.

도표 38

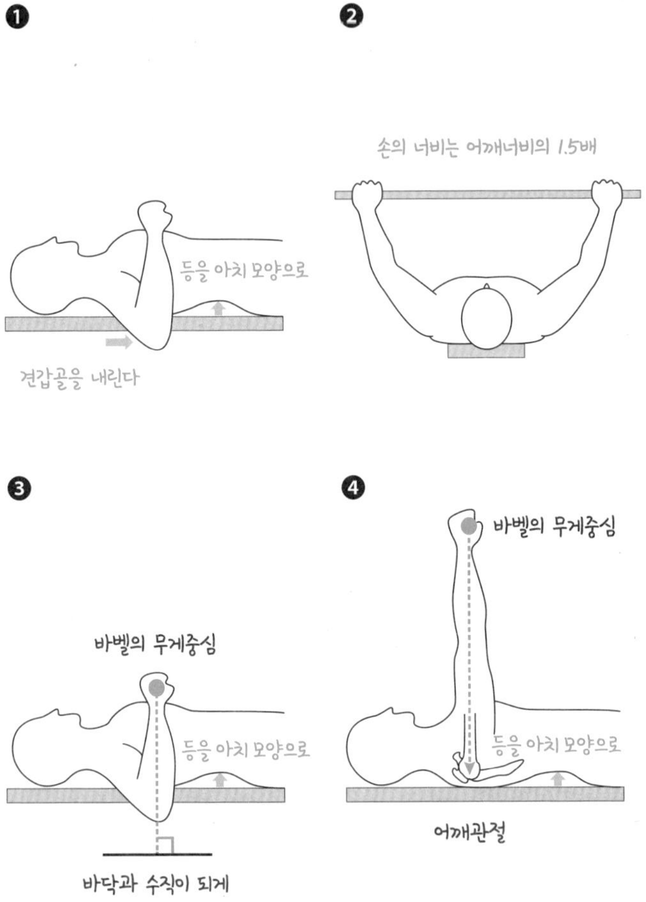

출처:《스타팅 스트렝스》

| 왜 바벨을 어깨관절의 바로 위쪽에 위치시켜야 할까?

바벨을 들어올릴 때 어깨관절 바로 위쪽에 위치시키는 것이 생체역학적 관점에서 어떤 의미를 지닐까? 바벨의 무게중심을 어깨관절이라는 받침점 위에 두는 것을 의미한다. 따라서 이 위치를 지켜서 동작을 실행하면 회전력(모멘트)이 전혀 발생하지 않는 안정적인 자세가 된다.

만약 바벨의 위치가 다리 쪽으로 쏠리면 받침점에 해당하는 어깨관절과 바벨의 무게중심 사이의 거리, 즉 모멘트 암이 길어져 모멘트가 발생한다. 그러면 우리 몸은 모멘트에 맞서기 위해 전면 삼각근섬유(어깨 앞쪽 근육)의 근육 활동을 촉진해야 한다. 무게중심이 어깨관절에서 멀어지면 불필요한 에너지를 소모하게 만드는 비효율적인 자세를 취할 수밖에 없다(도표 39).

그러므로 바벨을 들어올릴 때는 '바벨을 어깨관절 바로 위쪽'에 위치시켜서 각 방향으로 모멘트가 발생하지 않게 하는 것이 중요하다.

도표 39

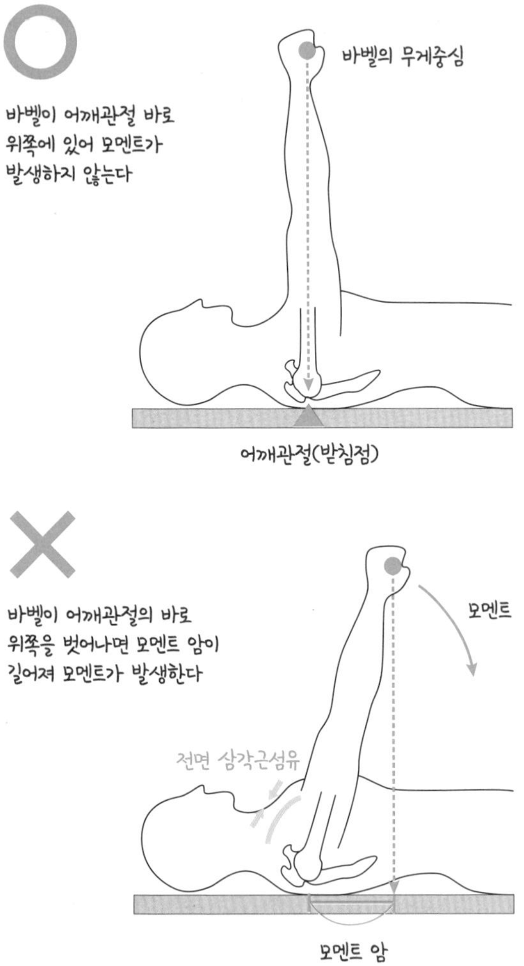

출처: 《스타팅 스트렝스》

| 왜 어깨관절을 벌린 각도와 팔꿈치관절을 움직일 때의 각도가 중요할까?

벤치 프레스와 근육 활동에 대해서는 여러 연구 보고들이 발표되었다. 그러나 근전도 검사에는 다양한 오차가 발생하므로 이렇다고 할 만한 과학적 근거를 얻지 못했다. 그러던 중 2017년에 이제까지의 연구 성과들을 정리한 체계적 문헌 고찰이 이루어지면서 마침내 과학적 근거가 마련되었다.

분석 결과를 살펴보니 벤치 프레스는 대흉근, 전면 삼각근섬유, 상완삼두근(위팔 뒤쪽 근육)의 근육 활동을 높이는 것으로 나타났다. 이는 기존의 연구 성과들을 뒷받침해주는 결과이기도 하다.

바벨을 내릴 때, 다시 말해 보텀 포지션에서는 어떤 모멘트가 발생하고 어느 부위의 근육 활동이 활발해질까? 기초부터 차근차근 하나씩 살펴보자.

어깨관절의 위치

바벨을 내릴 때는 '어깨관절을 옆으로 60~75도 벌린 자세'가 바람직하다. 어깨관절을 받침점이라고 하면 여기서부터 바벨의 무게중심까지의 거리가 모멘트 암이다. 모멘트 암의 길이에 따라 어깨관절을 아래쪽으로 회전시키는 모멘트가 발생한다. 이때 모멘트에 맞서기 위해 활동하는 근육이 대흉근이다.

팔꿈치관절의 위치

바벨을 내릴 때 팔꿈치관절은 '아래팔이 바닥과 수직을 이루도록' 해야 한다. 아래팔이 바닥과 수직을 이루면 바벨의 무게중심이 팔꿈치관절 바로 위쪽에 위치하게 되므로 팔꿈치관절에 모멘트가 발생하지 않는다. 이 말은 곧 모멘트에 맞서는 근육 활동이 필요하지 않다는 의미이므로 에너지 소비가 적은 효율적인 자세라고 말할 수 있다 (도표 40).

가령 바벨을 쥔 손의 너비가 좁고 바벨을 내릴 때 팔꿈치가 안쪽으로 기우는 경우라고 해보자. 팔꿈치관절의 받침점에서 바벨의 무게중심에 이르는 모멘트 암이 생겨서 팔꿈치를 접는 모멘트가 발생한다. 그러면 이에 맞서 팔꿈치를 펴는 상완삼두근의 근육 활동이 일어나 불필요한 에너지가 소비된다. 반대로 바벨을 쥔 손의 너비가 너무 넓으면 팔꿈치를 펴는 모멘트가 발생해 팔꿈치를 접는 상완이두근의 근육 활동이 일어난다.

즉, 아래팔의 각도가 수직을 벗어나면 그만큼 팔꿈치관절에 모멘트가 발생하고 이를 제어하기 위해 불필요한 근육 활동이 일어난다는 뜻이다. 그래서 바벨을 내릴 때는 '아래팔이 바닥과 수직을 이루는 자세'를 기본 자세로 권한다.

아래팔의 각도는 바벨을 쥐는 손의 너비로 결정된다. 어깨너비보다 넓게 쥐는 것이 일반적이지만 바벨을 내릴 때는 아래팔이 수직이 되도록 손의 너비를 조정하는 것이 좋다.

도표 40

아래팔이 바닥과 수직을 이루면 모멘트가 발생하지 않으므로 효율적이다

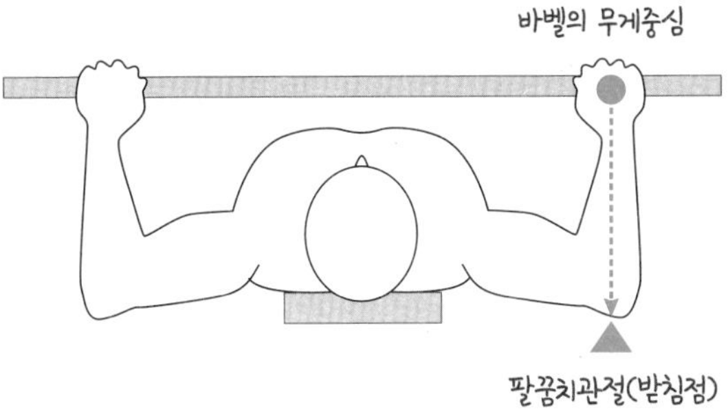

아래팔이 수직에서 벗어나면 모멘트 암이 생겨 불필요한 에너지가 소비된다

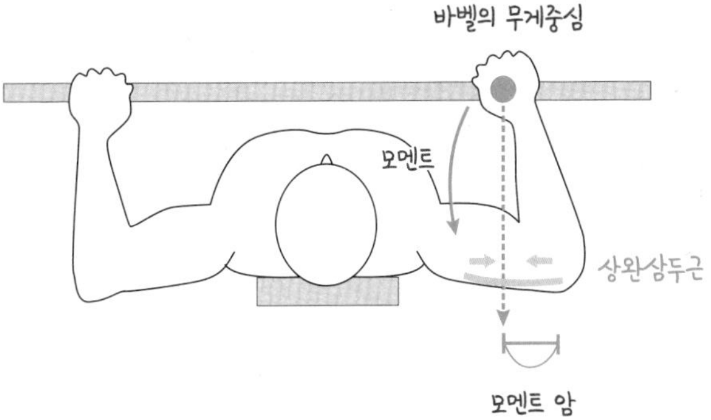

출처: 《스타팅 스트렝스》

| 옆에서 본 자세

불필요한 에너지 소비를 막는 팔꿈치의 위치

바벨을 내릴 때는 옆에서 봐도 아래팔이 바닥과 수직을 유지해야 한다. 그래야 바벨의 무게중심이 팔꿈치관절 바로 위쪽에 위치해 모멘트와 불필요한 근육 활동이 일어나지 않는다.

예를 들어, 바벨의 무게중심이 다리 쪽으로 쏠리면 팔꿈치를 펴는 모멘트가 발생하고 이에 맞서기 위해 팔꿈치를 접는 상완이두근의 근육 활동이 일어난다. 다시 강조하지만 이런 불필요한 근육 활동 때문에 발생하는 에너지 소비를 막으려면 '아래팔이 바닥과 수직'이 되어야 한다(도표 41 위).

불필요한 에너지 소비를 막는 어깨의 위치

어깨관절이 받침점이면 어깨관절부터 바벨의 무게중심까지의 거리가 모멘트 암이 되므로, 어깨관절에는 아래쪽으로 회전하는 모멘트가 발생한다. 이에 맞서기 위해 활동하는 근육이 전면 삼각근섬유다.

어깨관절은 보통 60~75도로 벌리는데, 어깨를 모으는 자세를 취하면 모멘트 암이 길어진다. 그러면 모멘트도 커져서 전면 삼각근섬유에 큰 부하가 걸리므로 어깨관절에 무리가 간다.

모멘트 암의 길이를 최대한 짧게 해서 모멘트를 줄이려면 어깨관절을 60~75도 정도로 벌리는 것이 좋다(도표 41 아래).

도표 41

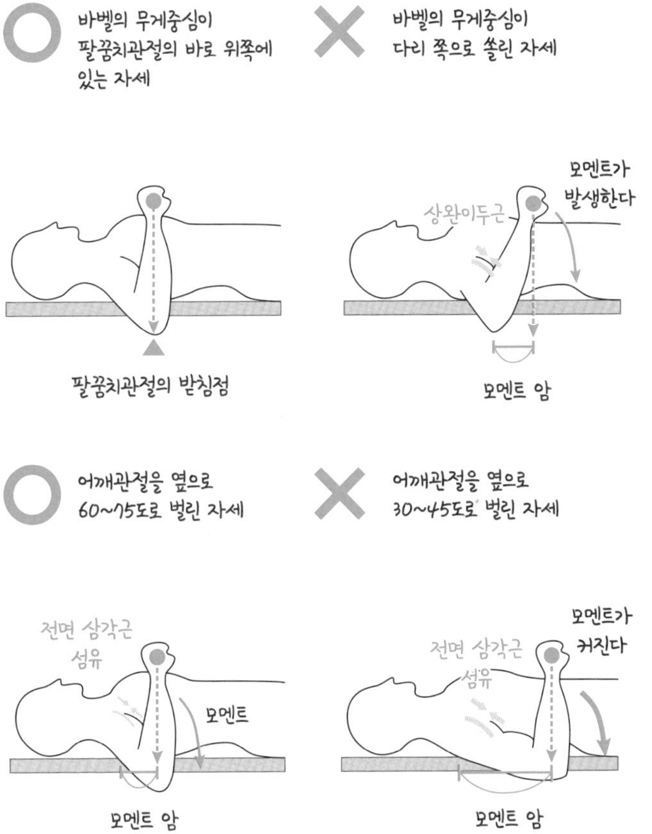

출처: 《스타팅 스트렝스》

3대 트레이닝 - 벤치 프레스 편 2
: 벤치 프레스의 성과를 높이는 아치 모양의 등과 견갑골의 움직임

| 인간 고유의 신체 기능을 살려라

벤치 프레스를 할 때 무거운 바벨을 여러 차례 들어올리려면 어떻게 해야 할까? 진화형태학은 이 물음에 다음과 같이 답하고 있다.

"진화의 과정에서 획득한 인간 고유의 신체 기능을 살리자."

인간은 처음 두 발로 땅을 디디게 된 이래로 수백만 년이라는 길고 험난한 구석기 시대에서 살아남기 위해 인체를 수렵에 최적화된 형태로 진화시켜왔다. 먼 거리에서도 사냥감을 쫓아갈 수 있도록 아킬레스건이 길어졌고 대둔근이 크게 발달했다. 사냥감을 잡는 데 사용하는 나무 조각이나 석기를 정확하게 던져야 했으므로 그에 맞춰 어깨의 형태를 진화시켰다.

사실 인간뿐 아니라 모든 동물은 신체적 진화를 거듭해왔다. 그런데 인간과 비슷한 신체 구조를 가진 고릴라 같은 유인원이나 다른 포유류에게서도 찾아볼 수 없는 인간만이 획득한 고유의 신체 기능이 있다. 바로 '살짝 앞으로 젖혀진 요추'와 '견갑골의 움직임'이다. 벤치 프레스의 성과를 높이려면 이 2가지 신체 기능을 최대한 살리고 이용해야 한다.

| 등을 아치 모양으로 만들어 작업량을 최소화하라

살짝 앞으로 젖혀진 요추와 관련된 것이 바로 '아치 모양의 등'이다. 유인원이나 포유류는 요추가 앞으로 젖혀지지 않아서 등을 아치 모양으로 만들 수 없다. 진화의 과정에서 앞으로 젖혀진 요추를 획득한 인간만이 등을 아치 모양으로 만들어 벤치 프레스의 성과를 높일 수 있다.

리피토는 벤치 프레스를 할 때 등을 아치 모양으로 만들면 2가지 이점이 있다고 말한다.

》바벨을 내렸다 들어올릴 때의 이동 거리가 짧아진다.

》어깨관절에 발생하는 모멘트가 줄어든다.

무거운 바벨을 들고 10m를 이동하는 것보다는 5m를 이동하는 것이 당연히 덜 힘들다. 이때 '물체에 힘을 가해서 이동시킨 양'을 작업량이라고 부른다. 무거운 바벨을 들고 10m를 이동하는 것보다 5m를 이동하는 것이 덜 힘든 이유는 5m일 때의 작업량이 절반이나 적기 때문이다.

이처럼 작업량은 바벨을 움직이기 위해 가한 '힘'과 바벨을 움직인 '거리'의 곱으로 나타낼 수 있다.

작업량 = 힘 × 이동 거리

등을 아치 모양으로 만들면 가슴 부위가 올라가면서 바벨을 내린 위치가 전방 위쪽으로 이동한다. 그러면 그만큼 바벨을 내린 위치에서 들어올릴 위치까지의 거리가 짧아져서 바벨을 이동시킬 때 필요한 작업량을 줄일 수 있다.

또한 등을 아치 모양으로 만들면 바벨의 위치가 어깨관절에 더 가까워진다. 덕분에 어깨관절과 바벨 사이의 거리에 해당하는 모멘트암이 짧아지면서 어깨관절을 아래쪽으로 회전시키는 모멘트가 감소한다. 그러면 해당 모멘트에 맞서는 전면 삼각근섬유의 근육 활동도 줄어 불필요한 에너지 소비를 막는다(도표 42).

이때 아치의 높이는 바닥과 등 사이에 주먹 하나가 들어갈 정도가 되는 것이 바람직하다. 등을 아치 모양으로 만들라고 했다고 엉덩이

도표 42

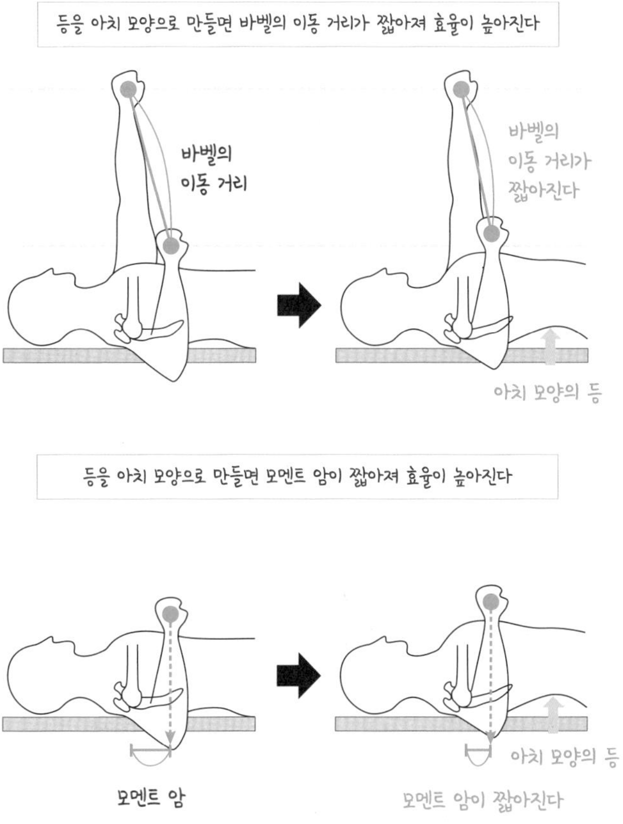

출처: 《스타팅 스트렝스》

가 바닥에서 들뜰 정도로 아치를 높게 만들면 다리가 버텨내지 못한다. 그러면 아치 부위를 강화할 수 없으므로 주의하자.

| 견갑골을 움직여 부상을 예방하라

벤치 프레스의 트레이닝 성과를 높이는 데 중요한 요소가 하나 더 있다. 바로 '견갑골의 움직임'이다. 벤치 프레스를 할 때는 보통 견갑골을 등 안쪽으로 모으고(내전) 아래로 내리는(하강) 자세를 취하라고 권한다.

견갑골을 안쪽으로 모아서 내려야 광배근이 수축해서 등을 아치 모양으로 만들기 쉽다. 광배근은 견갑골 아래쪽 모서리에서 흉추와 요추를 거치고 내려가 골반까지 이어져 있는 근육이다. 등에서 허리까지 평평하고 얇게 퍼져 있다. 등에 걸쳐진 면적이 크기 때문에 일반적으로는 등 근육이라고 지칭한다. 벤치 프레스를 할 때 등 근육인 견갑골을 내리면 광배근이 수축하면서 등을 아치 모양으로 쉽게 만들 수 있도록 돕는다(도표 43).

벤치 프레스를 할 때 견갑골을 적절히 움직이면 부상을 예방하는 데에도 효과적이다. 앞에서 설명했듯이, 바벨을 내릴 때는 어깨관절을 옆으로 60~75도가 되도록 벌리는 것이 기본 자세다(149p 도표 41 아래 참고). 그런데 어깨관절을 90도 이상으로 크게 벌리면 어깨관절과

도표 43

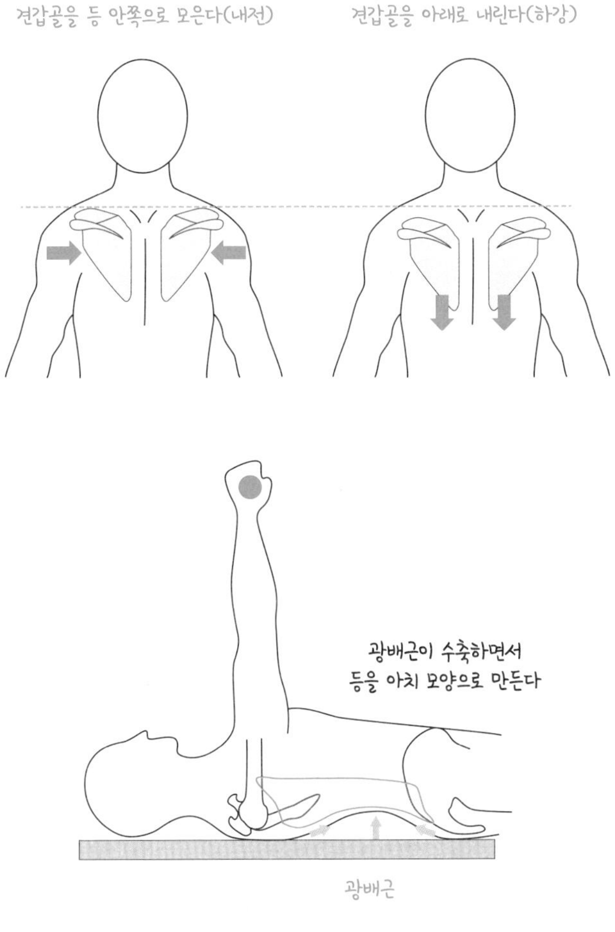

출처: 《스타팅 스트렝스》

도표 44

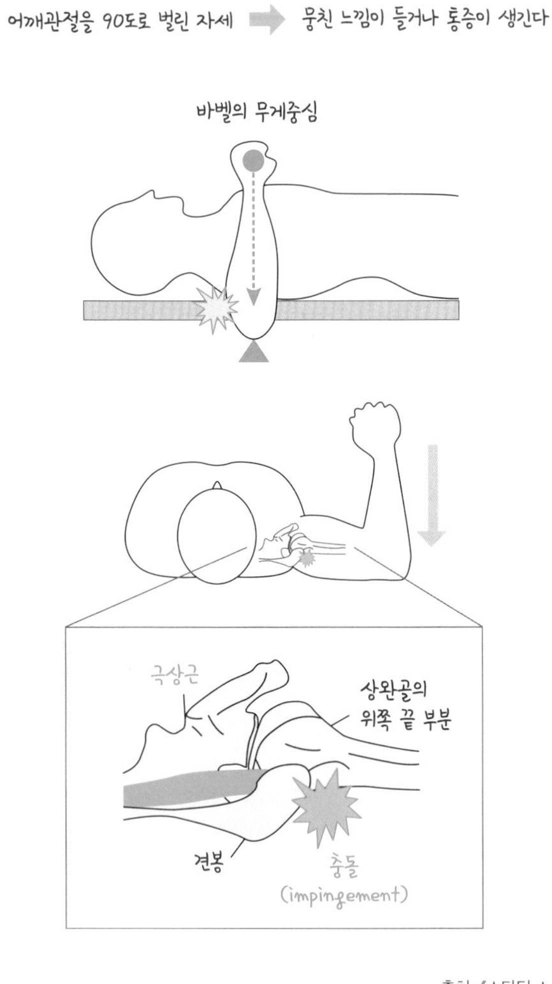

출처: 《스타팅 스트렝스》

바벨 사이의 거리가 아예 사라져버려서 어깨의 근육이 뭉치거나 통증이 생긴다(도표 44). 견갑골을 안쪽으로 모으면서 내리는 자세를 취하면 이와 같은 어깨의 통증이나 부상을 예방할 수 있다.

조금 더 생생하게 견갑골과 광배근의 움직임을 느끼고 이해해보자. 자연스럽게 선 자세에서 양팔을 바닥과 수평이 되도록 벌리고 팔꿈치를 몸 안쪽으로 90도가 되게 굽힌다. 그 상태에서 팔꿈치를 몸 뒤쪽으로 당기면 어깨에 뭉치는 느낌이나 통증이 생긴다. 그리고 사실 뭉치는 느낌이나 통증 때문에 팔꿈치를 그 이상 뒤로 당길 수도 없을 것이다.

팔꿈치를 무리해서 몸 뒤쪽으로 당기면 견갑골의 견봉(어깨뼈의 끝부분)과 상완골(어깨에서 팔꿈치까지 이어진 뼈)이 충돌하는데 이를 어깨충돌증후군이라고 부른다. 견봉과 상완골 사이에는 어깨의 회전근개를 이루는 근육 중 하나인 극상근이나 견봉하점액낭처럼 부드러운 조직이 있다. 이 조직이 견봉과 상완골의 충돌로 인해 압박을 받으면 뭉치는 느낌이나 통증이 생긴다.

이번에는 견갑골을 안쪽으로 모으고 내린 자세에서 마찬가지로 팔꿈치를 몸 뒤쪽으로 당겨보자. 뭉치는 느낌이나 통증 없이 팔꿈치를 당길 수 있을 것이다. 어깨 부상을 예방할 수 있는 것도 이렇게 견갑골의 움직임에 따라 연관된 주변 근육이 움직이는 원리 덕분이다. 견갑골을 안쪽으로 모으고 내린 자세에서는 견봉과 상완골의 충돌로 생기는 통증을 막는다.

바벨을 높이 들어올리면 견갑골이 바깥으로 벌어지기 쉽다. 이 상태에서 그대로 바벨을 내리면 어깨를 다칠 가능성이 크다. 바벨을 들어올렸다면 그 상태에서 일단 견갑골을 안쪽으로 모아서 내리누른 뒤 바벨을 내리자. 그래야 어깨 부상을 막을 수 있다.

3대 트레이닝 - 데드리프트 편 1
: 과학적으로 올바른 데드리프트의 기본 자세

| 데드리프트의 기본 자세

마지막으로 3대 근육 트레이닝 운동 중 하나인 데드리프트에 대해 살펴보겠다. 데드리프트와 스쿼트를 비교한 생체역학 분야의 연구 보고에 따르면 데드리프트는 스쿼트보다 대둔근과 햄스트링의 근육 활동을 높이는 데 더욱 효과적이다. 따라서 대둔근이나 햄스트링의 크기를 키우고 근력을 강화하고 싶다면 데드리프트를 하는 것이 가장 좋다.

리피토는 과학적으로 올바른 자세로 데드리프트를 하려면 2가지 사항을 유의해야 한다고 말한다.

» 고관절의 모멘트를 줄인다.

» 상체의 강성(단단한 성질)을 높인다.

그럼 구체적으로 데드리프트를 할 때는 어떻게 몸을 움직여야 하는지 살펴보자.

데드리프트

① 바닥에 놓인 바벨 앞에 서서 가볍게 그대로 제자리 점프를 한다. 착지했을 때 자연스럽게 벌어진 다리의 너비를 스탠스 폭으로 삼는다. 양손은 어깨너비보다 조금 넓게 바벨을 잡는다. 바벨의 위치가 발바닥의 중앙(미드 풋)에 오게 한다. 어깨는 바벨보다 앞쪽으로 보내고 견갑골을 내려서(하강) 광배근을 수축시킨다. 고관절의 높이는 머리와 무릎관절의 한가운데로 오게 맞춘다.

② 상체를 숙인 각도는 그대로 유지하고 무릎관절을 펴서 바벨을 무릎 아래까지 들어올린다.

③ 고관절을 앞으로 내밀 듯이 펴면서 상체를 일으키고 바벨을 들어올린다. 몸이 바닥과 수직이 될 때까지 바벨을 들어올린다(락 아웃 자세). 등이 너무 많이 젖혀지지 않도록 주의하면서 어깨관절, 고관절, 무릎관절을 일직선으로 만든다.

④ 바벨을 내릴 때는 고관절부터 접는다. 바벨이 무릎을 지나면 무릎관절을 굽혀서 내린다.

도표 45

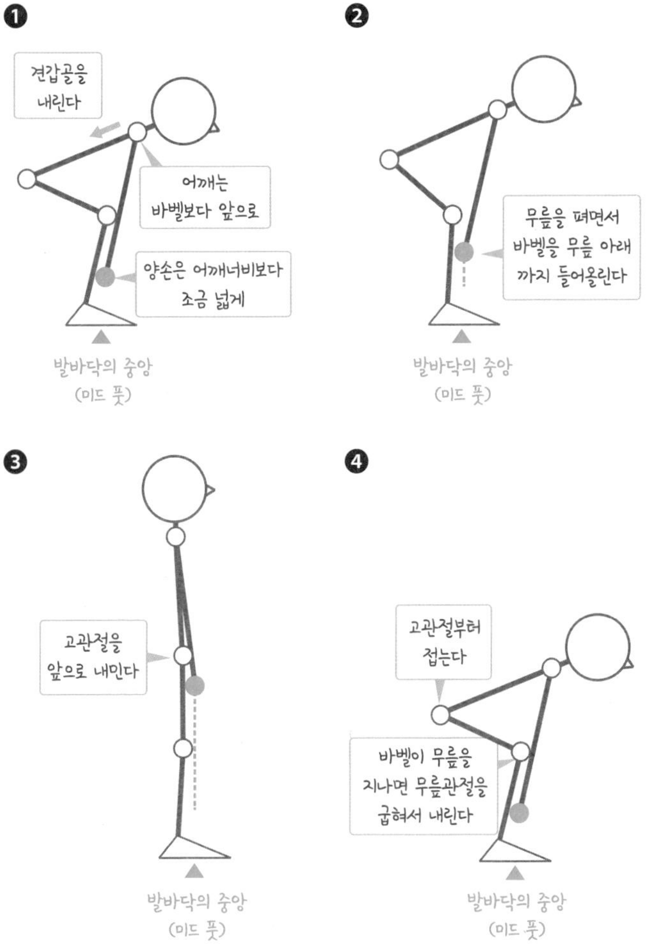

출처: 《스타팅 스트렝스》

| 고관절의 모멘트를 줄이려면 어떻게 해야 할까?

생체역학적 관점에서 데드리프트를 할 때 고관절의 모멘트를 줄이려면 무엇을 주의해야 할까? 리피토는 다음의 2가지를 주의해야 하는 요소로 꼽았다.

》 바벨의 위치

》 고관절의 위치

① 바벨의 위치가 발바닥의 중앙(미드 풋)에 오게 한다

고관절에 발생하는 모멘트를 줄이려면 고관절에서 바벨에 이르는 거리, 즉 모멘트 암의 길이가 짧아야 한다. 바벨을 최대한 고관절 가까이에 붙여야 모멘트 암의 길이가 짧아진다. 다시 말해, 바벨을 발바닥의 중앙(미드 풋)에 오게 해야 모멘트 암과 모멘트가 줄어든다는 의미다(도표 46).

바벨이 발바닥의 중앙에서 멀어질수록 모멘트 암이 길어지고, 고관절에 발생하는 모멘트가 커진다. 모멘트가 커지면 대둔근 같은 곳에서 불필요한 근육 활동이 일어나 많은 에너지가 소비되므로 바벨이 발바닥의 중앙에서 멀어지지 않게 주의하자.

도표 46

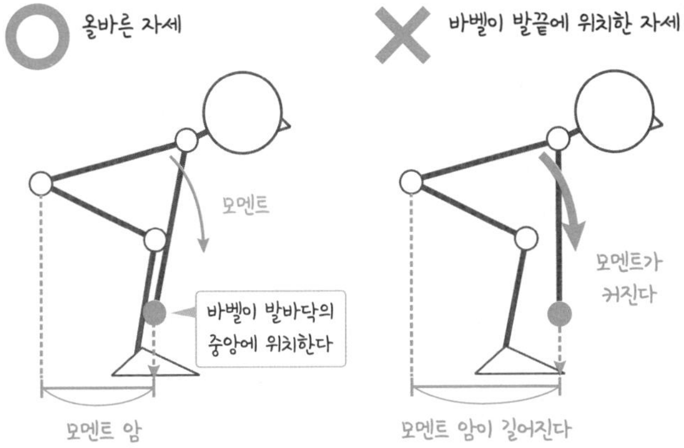

출처: 《스타팅 스트렝스》

② 고관절의 높이를 머리와 무릎관절의 한가운데로 맞춘다

고관절의 모멘트를 줄이려면 고관절의 위치에도 유의해야 한다. 리피토는 '고관절을 머리와 무릎관절의 한가운데로 오게 하라'고 말한다(도표 47). 고관절의 위치가 무릎관절에 가깝게 내려가면 고관절의 모멘트 암이 길어지면서 큰 모멘트가 발생한다.

한편 고관절의 위치가 너무 높으면 무릎관절의 각도가 커져서 무릎을 펼 때 쓰는 대퇴사두근의 근력을 활용할 수 없다. 대퇴사두근을 쓰지 못하면 고관절을 펼 때 쓰는 대둔근만으로 바벨을 들어올리는 셈이 되므로 그만큼 효율이 낮아진다.

도표 47

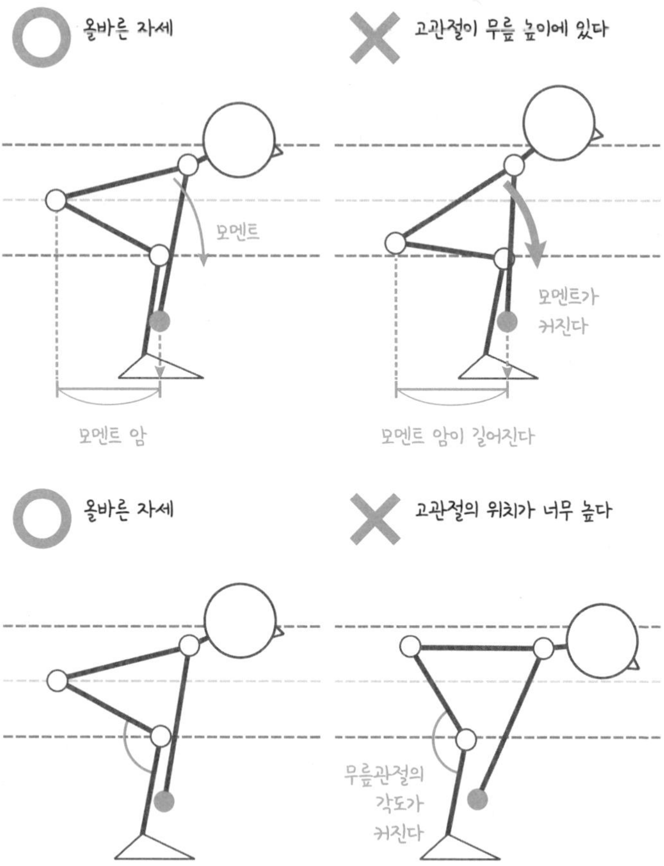

출처: 《스타팅 스트렝스》

| 상체의 강성을 높이려면 어떻게 해야 할까?

공사 현장에서 굴삭기는 손쉽게 흙을 퍼 올린다. 이러한 능력은 모터의 힘을 전달하는 샤프트라는 부품이 얼마나 강한지, 즉 샤프트의 강성에 의해 결정된다. 만약 샤프트가 헐겁게 돌아가면 흙을 퍼 올릴 수 없다(도표 48).

데드리프트를 할 때도 마찬가지다. 굴삭기에서 흙을 퍼 올리는 버킷을 바벨이라고 하면 모터의 역할은 대둔근이나 햄스트링처럼 고관절을 펴는 근육이 한다. 그리고 바벨을 들어올리기 위해 고관절을 펴는 힘을 전달하는 부위가 몸통, 즉 상체다. 따라서 데드리프트의 성과를 높이려면 상체의 강성이 중요하다.

상체의 강성을 높이는 역할은 광배근이 맡는다. 광배근은 견갑골

도표 48

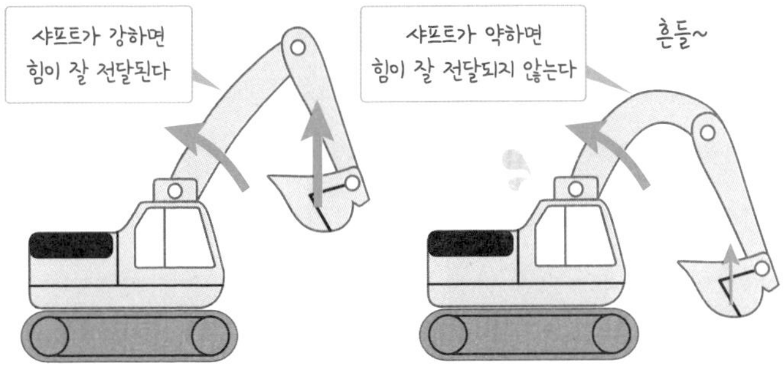

아래쪽 모서리, 흉·요추와 골반, 상완골을 삼각형으로 잇는 근육이다. 이러한 해부학적 특성 덕분에 광배근은 바벨이 앞쪽으로 쏠리지 않도록 고정하는 힘을 발휘해 상체의 강성을 높인다.

광배근을 수축시켜 상체의 강성을 높이려면 광배근과 상완골의 각도가 중요하다. 상완골에 붙은 근섬유의 방향과 상완골이 90도일 때 광배근은 가장 효율적으로 수축하며 상체의 강성도 높아진다. 이때 각도는 어깨관절과 고관절의 위치로 결정된다. 아래의 2가지 주의 사항을 살펴보자.

》어깨관절을 바벨보다 앞쪽에 위치시킨다.

》고관절의 높이를 머리와 무릎관절의 한가운데로 오게 맞춘다.

① 어깨관절을 바벨보다 앞쪽에 위치시킨다

어깨관절을 바벨보다 앞쪽으로 보내면 광배근과 상완골이 90도를 이룬다. 이 자세를 유지해야 광배근의 수축 효율을 높일 수 있다(도표 49). 어깨관절을 바벨에 나란히 놓은 자세에서는 광배근과 상완골의 각도가 90도 이상으로 벌어져 광배근의 수축 효율이 낮다.

바벨의 위치를 발바닥의 중앙보다 앞쪽에 둔 경우에도 마찬가지로 광배근과 상완골의 각도가 90도보다 크게 벌어진다. 바벨의 위치를 정확히 발바닥의 중앙 위에 둔 상태에서 어깨관절을 바벨보다 앞쪽에 위치시키는 자세가 중요하다.

도표 49

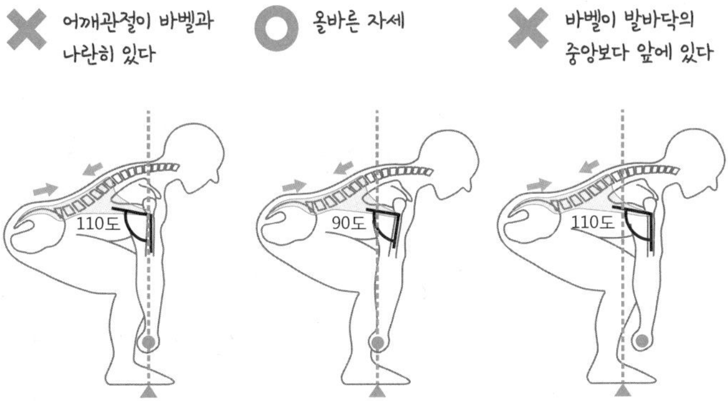

출처: 《스타팅 스트렝스》

② 고관절의 높이를 머리와 무릎관절의 한가운데로 오게 맞춘다

광배근과 상완골의 각도를 90도로 만들려면 바로 앞에서 설명했듯이 어깨관절의 위치가 바벨보다 앞에 있는 것이 중요하다. 하지만 그에 못지않게 고관절의 위치도 중요하다. 고관절을 머리와 무릎관절의 한가운데로 오게 맞춰야 광배근과 상완골의 각도가 90도를 이룬다(도표 50).

고관절의 위치가 무릎관절 높이까지 내려간 자세에서는 광배근과 상완골의 각도가 90도보다 작아진다. 반대로 고관절의 위치가 너무 높으면 각도가 90도 이상으로 벌어진다.

도표 50

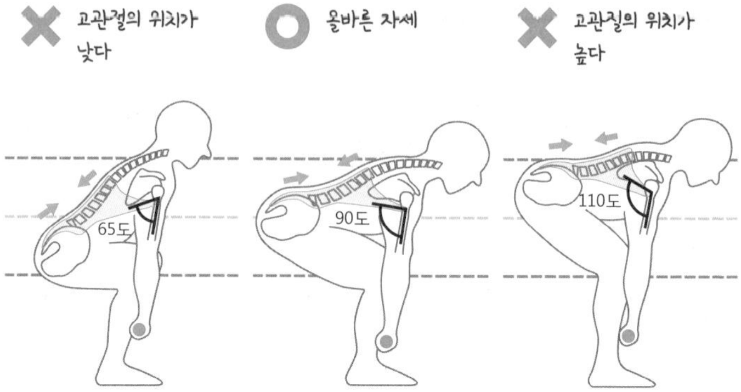

출처: 《스타팅 스트렝스》

따라서 광배근의 수축 효율과 상체의 강성을 높이려면 어깨관절을 바벨보다 앞쪽에 위치시키고, 고관절은 머리와 무릎관절의 한가운데로 오게 자세를 잡아야 한다.

여기까지 살펴본 내용을 정리하면 과학적으로 올바른 데드리프트의 기본 자세는 다음의 3가지 포인트로 요약할 수 있다.

» 바벨의 위치는 발바닥의 중앙(미드 풋)에 둔다.

» 어깨관절은 바벨보다 앞쪽에 위치시킨다.

» 고관절의 높이는 머리와 무릎관절의 한가운데가 적당하다.

고관절의 모멘트를 줄이고 광배근의 수축 효율을 높이는 자세를 연구하다 보면 핵심 포인트는 거의 겹친다. 반복되는 핵심 포인트에 유의한다면 올바른 자세는 저절로 만들어질 것이다.

3대 트레이닝 - 데드리프트 편 2
: 데드리프트의 효과를 극대화하는 리프팅 자세

| 바벨은 수직으로 들어올려라

앞서 과학적으로 올바른 데드리프트의 기본 자세를 살펴보았다. 이번에는 바벨을 들어올리는 리프팅에 관해 이야기하겠다. 잘 알아두면 불필요한 힘을 가하거나 다칠 위험에 빠지지 않고도 운동의 효과를 극대화할 수 있다.

리프팅 동작에서는 바벨을 수직으로 드는 것이 가장 중요하다. 바벨을 들어올리기 전(보텀 포지션)에 바벨의 위치를 미드 풋, 즉 발바닥의 중앙에 둔다. 이 상태에서 바벨을 수직으로 똑바로 들어올려야(톱 포지션) 작업량이 가장 적으므로 그만큼 효율적이다.

반면 보텀 포지션에서 바벨의 위치가 미드 풋보다 앞쪽에 있거나 바벨을 들어올릴 때 무릎관절부터 펴지 않고 상체로 끌어올리려고 하면 바벨의 이동 거리가 길어진다. 그러면 당연히 작업량이 늘어나고 효율도 낮아진다.

| 리프팅의 3단계

리피토는 바벨을 수직으로 들어올리는 리프팅 동작을 A부터 D까지 표현했다(도표 51). 여기서는 이 리프팅 동작이 진행되는 과정을 3단계로 나눠 단계별로 분석하고, 노르웨이응용과학대학교 안

도표 51

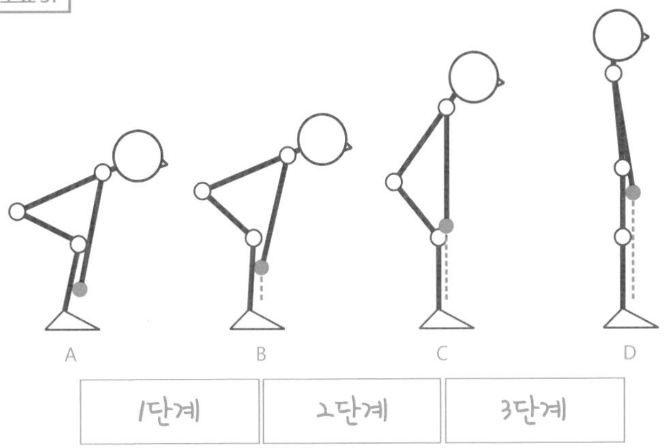

출처: 《스타팅 스트렝스》

데르센(Andersen V) 박사팀의 근전도를 활용한 연구 보고를 바탕으로 근육 활동을 살펴보겠다.

1단계(A~B)

리프팅 자세

A에서 B로 이어지는 1단계에서는 2가지 사항에 유의해야 한다. 하나는 '무릎관절을 펴면서 바벨을 들어올려야 한다'이며 다른 하나는 '상체의 각도를 유지해야 한다'이다.

만약 무릎관절을 펴지 않고 상체의 힘으로 바벨을 들어올리려고 하면 바벨의 이동 거리가 길어지고 작업량이 늘어날 뿐 아니라 허리에 부담을 주어 부상이나 통증을 유발한다(도표 52).

도표 52

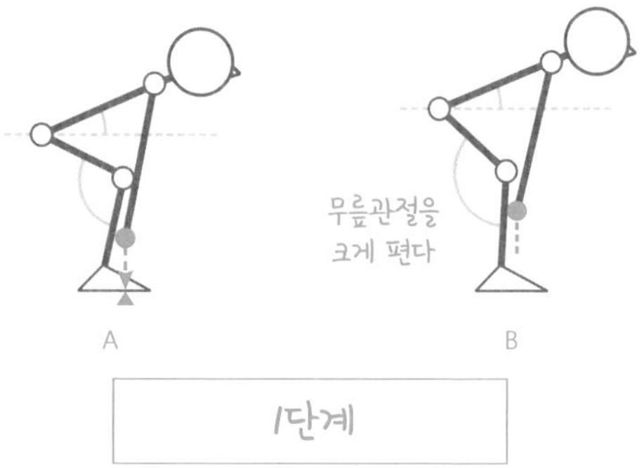

출처: 《스타팅 스트렝스》

근육 활동

대퇴사두근의 근육 활동이 활발해진다. 반면 척추기립근(등뼈의 양옆으로 길게 늘어선 근육), 대둔근의 근육 활동에는 변화가 없다. 1단계에서는 대퇴사두근을 이용해 무릎관절을 펴는 동작이라서 그렇다. '바닥을 밀어내듯 움직여라'고 말하는 이유도 리프팅이 상체나 고관절이 아니라 무릎관절을 펴는 동작에 의해 이루어지기 때문이다.

2단계(B~C)

리프팅 자세

2단계에서는 고관절과 상체의 움직임이 중요하다. 1단계에서 상체의 각도를 그대로 유지했다면 2단계에서는 상체를 서서히 일으켜야 한다. 이때 고관절을 앞으로 내밀듯이 펴면서(신전) 상체를 일으키는 것이 중요하다. 상체로만 바벨을 들어올리려고 하면 고관절의 신전 운동이 잘 일어나지 않아 효율이 낮아지므로 주의하자(도표 53).

근육 활동

고관절에 발생하는 모멘트가 가장 커지는 단계다. 모멘트에 맞서기 위해 대둔근과 햄스트링(대퇴이두근이라고도 부르는 반건형근으로 이루어진 넓적다리 뒤쪽 근육)의 근육 활동이 활발해진다. 등 근육의 활동에는 변화가 없다. 2단계에서도 역시 등 근육은 바벨을 들어올리는 데 관여하지 않고 상체의 강성을 유지하는 데만 주력하기 때문이다.

도표 53

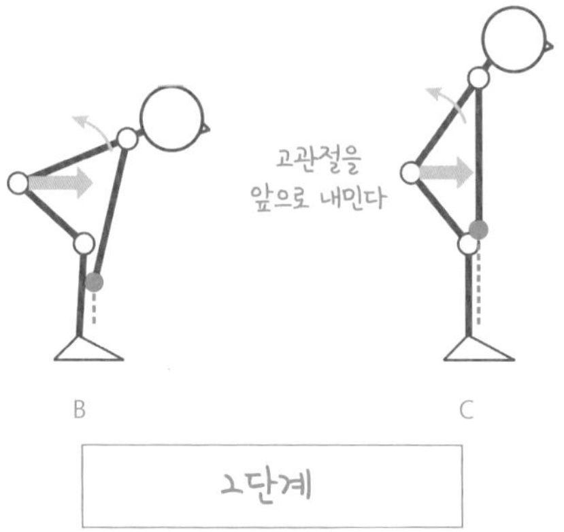

출처: 《스타팅 스트렝스》

2단계에서는 흔히들 '어깨는 뒤로, 고관절은 앞으로 하라(Shoulders back, hips forward)'고 한다. 이 말은 고관절을 펴는 대둔근과 햄스트링을 최대한 활용하고, 어깨를 뒤로 고관절을 앞으로 이동시켜서 바벨을 무릎 위까지 들어올리라는 의미다.

3단계(C~D)

리프팅 자세

3단계에서는 등을 지나치게 뒤로 젖히지 않도록 주의하고 어깨관절과 고관절, 무릎관절이 일직선을 이룬 자세(락 아웃)에서 리프팅 동작을 마친다(도표 54).

도표 54

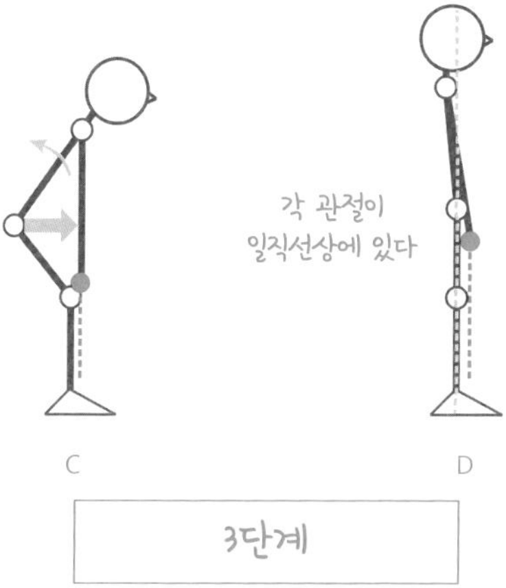

출처: 《스타팅 스트렝스》

근육 활동

고관절에서 바벨에 이르는 모멘트 암의 길이가 서서히 짧아지면서 고관절에 발생하는 모멘트의 크기도 작아진다. 이에 따라 고관절을 펼 때 쓰이는 대둔근과 햄스트링의 근육 활동도 잠잠해진다.

등 근육의 활동에는 역시 변화가 생기지 않는다. 락 아웃 자세를 만들 때 등 근육에 힘을 줘서 상체를 지나치게 뒤로 젖혀서는 안 된다. 다시 강조하지만 등 근육은 상체의 강성을 유지하는 데만 쓰이고 바벨을 들어올리는 데 쓰이면 안 된다.

데드리프트의 모든 단계에서 광배근과 척추기립근을 포함한 등 근육의 활동이 일정하게 유지되어야 한다. 등 근육의 활동 목적은 바벨을 들어올리는 것이 아니라 상체의 강성을 높여 힘을 전달하는 것이다. 따라서 데드리프트를 할 때는 등 근육의 활동이 필요 이상으로 높아지지 않는다. 만약 등 근육의 활동이 과도해진다면 리프팅 동작이 잘못되었거나 바벨의 중량이 너무 무겁기 때문이다. 이런 경우에는 요통과 같은 부상이 발생할 수 있으니 주의하자.

운동 후
: 정리 운동은 아무런 의미가 없다?

| 동적 운동의 효과를 뒤엎는 7가지 과학적 근거

대부분은 근육 트레이닝 후에 달리기나 걷기, 스트레칭과 같은 정리 운동을 할 것이다. 실제로 미국 트레이너의 89%가 정리 운동을 권장한다. 정리 운동에는 달리기, 걷기와 같은 동적 운동과 마사지, 스트레칭과 같은 정적 운동이 있다. 그동안 동적 운동은 정적 운동에 비해 피로물질 감소, 근육통 완화, 심박수 회복에 더 효과적이라고 알려져 있었다.

그러던 중 2018년 네덜란드 마스트리흐트대학교 메디컬센터의 반 호런(Van Hooren B) 박사팀이 동적 운동을 마친 후 4시간 뒤의 효과를 검증한 그동안의 연구 보고를 분석했다. 분석 결과는 이제까지 피로

해소에 더 좋다고 알려진 동적 정리 운동에 대한 상식을 모조리 뒤바꿔 놓았다.

① 피로가 풀린다(×)

근육 트레이닝을 마친 후 정리 운동을 하면 피로물질인 젖산이 제거되어 피로가 더 빨리 풀린다고 알려져 있었다. 그런데 최근 피로는 젖산 때문에 생기는 것이 아니라 수소 이온이 축적되면서 근육의 산성도가 높아지는 산증(acidosis)이 원인이라고 밝혀졌다.

동적 운동이 근육의 산증 저하에 효과가 있는지 검증해보았더니 운동을 마친 80분 후에도 산성도는 낮아지지 않았다. 다시 말해, 근육 트레이닝 후에 동적 운동을 하면 젖산은 제거되지만 근육의 산화를 막아 피로를 풀어준다는 가설의 근거가 되어주지는 못했다.

② 근육통이 감소한다(×)

근육 트레이닝 후에 동적 운동을 하면 근육통과 근육 손상이 완화된다는 것은 오랫동안 상식으로 통했다. 동적 운동을 하면 근육과 피부의 혈류가 증가해 젖산이나 근육통을 유발하는 인자(고리형 산소화효소, 신경아교세포유래 신경영양인자)가 덜 쌓이고, 그 덕분에 근육의 회복 속도가 더 빨라진다고 생각했기 때문이다.

그러나 이 가설은 여러 연구를 통해 검증된 결과, 사실이 아닌 것으로 드러났다. 2018년 발표된 체계적 문헌 고찰에서도 근육 트레이닝 후 동적 운동을 하면 근육통과 근육 손상이 완화된다는 근거를 찾아볼 수 없다.

③ 뇌의 피로를 개선한다(×)

근력을 발휘할 때는 신경 활동의 영향을 크게 받는다. 그래서 고강도 트레이닝을 마치고 나면 근육이 지치는 말초 피로뿐 아니라, 뇌가 지치는 중추 피로도 생긴다. 예전에는 말초 및 중추 피로를 해소하는 데도 동적 운동이 효과적이라고 알려져 있었다. 하지만 고강도 트레이닝 후 마무리로 동적 운동을 한 사람의 최대 근력(말초 피로)과 전기 유도 근력(중추 피로)을 측정한 결과, 어느 쪽에서도 유의미한 개선 효과는 나타나지 않았다.

④ 몸이 유연해진다(×)

녹초가 될 때까지 운동하면 근육이 손상된다. 그러면 근육이 뭉치고 단단해져서 관절의 가동 범위가 좁아진다. 이때 동적 운동을 하면 뭉친 근육이 풀어져 관절의 가동 범위가 넓어진다고 알려졌다. 그러나 현재까지의 보고에 따르면 동적 운동이 뭉친 근육을 풀어주고 관절의 가동 범위를 넓힌다는 견해를 뒷받침하는 결과는 없다.

한 연구에서는 축구선수를 대상으로 동적 운동을 했을 때 근육의 유연성에 변화가 생기는지를 검증했다. 하지만 스트레칭과 같은 정적 운동을 했을 때보다 근육의 유연성이 더 나아지는 효과가 나타나지 않았다. 이와 관련된 연구 보고는 총 7건이 있는데 지금까지는 모두 부정적인 결과뿐이다.

⑤ 근력 회복에 도움이 되는 근육 내 글리코겐을 합성한다(×)

고강도 트레이닝을 하면 근육에 저장된 글리코겐이 고갈될 수 있고 운동 후 24시간 동안은 근력이 약해진다. 이때 마무리로 동적 운동을 하면 근육 속의 글리코겐 재합성이 빨라져 근력 회복에 도움이 된다고 여겨져왔다.

그러나 여러 연구를 진행한 결과, 동적 운동을 하든 정적 운동을 하든 근육 속에 있는 글리코겐의 합성 속도에 의미 있는 차이가 나타나지 않았다. 그뿐 아니라 동적 운동이 글리코겐 합성에 효과적이라는 가설 자체도 부정되었다.

더 주목해야 할 연구 결과가 있다. 동적 운동이 근육 내 글리코겐의 합성을 방해할 가능성이 제기된 것이다. 고강도 트레이닝의 마무리로 각각 동적 운동과 정적 운동을 하고 나서 45분 후에 근육 속의 글리코겐 함량을 측정했다. 그 결과 정적 운동의 경우에는 근육 속에서 글리코겐이 증가했지만 동적 운동의 경우에는 글리코겐의 증가가 확인되지 않았다.

다른 연구에서도 동적 운동이 오히려 근육 속의 글리코겐의 합성을 방해할 가능성이 있다고 보고되었다. 이에 반 호런 박사팀은 동적 운동에 의한 근육 내 글리코겐의 합성 효과는 기대할 수 없고, 오히려 글리코겐의 합성을 방해할 가능성이 있으므로 향후 이에 관한 검증이 필요하다는 의견을 제시했다.

⑥ 심박수와 호흡수의 안정을 돕는다(×)

동적 운동은 근육의 생리학적 변화를 일으킬 뿐 아니라 심박수와 호흡수를 안정시키고, 발한 및 체온을 조절해 회복 시간을 단축하는 효과가 있다고 알려졌다. 사이클링 훈련 후 동적 운동이 심박수와 호흡수의 회복에 효과적인지 검증했더니 정적 운동보다 효과가 높게 나타났다. 다른 연구에서도 동일한 결과를 찾아볼 수 있다.

하지만 또 다른 연구에서는 정적 운동이나 동적 운동이나 회복 효과에는 큰 차이가 없다고 보고되기도 했다. 즉, 아직 이에 관해서는 충분히 합의가 이루어지지 않은 상태다.

⑦ 심리적 스트레스를 줄이고 수면량을 회복시킨다(×)

근육 트레이닝 후에는 심리적 스트레스가 증가하고 수면량이 줄어든다는 보고가 있다. 그런데 마무리로 동적 운동을 하면 이러한 심리적인 문제를 해결하는 데 도움이 된다고 여겼다.

하지만 실제로 이에 관한 긍정적 보고는 찾아볼 수 없다. 반대로 많은 연구 결과에 따르면 트레이닝 경험이 적은 사람의 경우에는 마무리로 동적 운동을 했을 때 오히려 더 큰 심리적 스트레스를 받을 수 있다고 한다.

| 마무리 운동을 할 때는 3가지를 주의하자

기존의 연구 보고를 정리하고 검증한 반 호런 박사팀은 "근육 트레이닝 후에 동적 운동을 하면 젖산 제거의 효과는 기대할 수 있지만 그 밖의 생리학적 효과에 대해서는 아직 보고된 바가 없다"라고 결론지었다.

하지만 다른 한편으로는 마무리 운동의 플라시보 효과나 동적 운동의 효과를 본 개인의 경험을 부정하지는 않았다. 박사팀은 마무리 운동을 한다면 다음의 3가지 사항에 주의하라고 전한다.

» 혈류 증가를 목적으로 저·중강도로 실시한다.

» 마무리 운동으로 근육이 더 손상되는 것을 막으려면 저·중강도로 실시한다.

» 근육 내 글리코겐의 합성을 방해하지 않도록 마무리 운동은 30분 이내에 마치는 것이 좋다.

반 호런 박사팀은 기존에 알려진 동적 운동의 효과에는 이를 뒷받침하는 과학적 근거가 없다고 주장했다. 하지만 이들의 연구는 문헌검토(narrative review) 방식으로 이루어진 탓에 명확한 근거를 제시하지는 못했다. 근거 수준을 높이려면 다양한 요인에 의해 정보가 편향되지 않도록 관리하는 체계적 문헌 고찰이나 통계 분석을 활용한 메타 분석이 이루어져야 한다.

체계적 문헌 고찰이나 메타 분석이 이루어지지 못한 이유는 그동안 보고된 연구 자체가 적고 결과의 질도 낮기 때문이다. 지금도 근육 트레이닝을 마치면 당연하다는 듯이 동적 운동으로 마무리하는 사람이 많다. 하지만 동적 운동의 효과를 뒷받침하는 근거는커녕, 근거를 마련하기 위한 연구조차 충분히 이루어지지 않은 실정이다.

정리하자면 동적 운동이 효과가 없다고 이야기하려는 것이 아니다. 그 효과를 뒷받침할 과학적 근거가 충분하지 않다는 말이니 혼동하지 않도록 주의하기 바란다.

3

과학적으로 올바른 단백질 섭취 방법

왜 근육 트레이닝에는 단백질이 필요할까?

매일 근육 트레이닝을 해도 단순히 그것만으로 근육이 커지거나 강해지지 않는다. 자동차를 계속 달리게 하려면 외부에서 끊임없이 에너지를 공급해줘야 하듯, 운동으로 에너지를 소비했으면 그만큼 에너지를 섭취해야 근육이 비대해지고 근력이 세진다. 근육을 키우고 근력을 기르려면 올바른 이론에 근거한 영양 섭취에 관련된 지식을 습득해야 한다.

균형 잡힌 양질의 영양소란 무엇일까? 우리 몸에 공급된 영양소는 어떤 과정을 거쳐서 근육을 키우고 강하게 만드는 것일까? 근육 트레이닝의 효과를 극대화하려면 어떤 영양소를 어느 시점에 얼마나 섭취해야 할까? 이번 장에서는 최신 과학적 근거를 바탕으로 올바른 영양 섭취에 관한 이론과 메커니즘에 대해 이야기해보겠다.

| 우리 몸을 만드는 단백질과 아미노산

영양 섭취에 관한 이야기를 하기 전에 생물학과 영양학적 측면에서 우리 몸의 구조를 살펴보자.

인간의 몸은 약 60%가 수분이다. 그 밖에도 지방이나 미네랄 같은 많은 영양소가 있지만 수분 다음으로 많은 것이 전체의 약 20%를 차지하는 단백질이다. 단백질은 심장이나 폐와 같은 장기를 비롯해 피부, 손톱, 머리카락, 호르몬, 혈액, 면역 성분 등 인체를 구성하는 다양한 물질의 원료로 쓰인다.

근육의 최소 단위인 근원섬유도 액틴이나 미오신과 같은 근단백질로 이루어져 있다(도표 55). 즉, 근육을 키우는 것은 근단백질의 양을 늘리는 것이나 마찬가지다.

단백질은 아미노산이라고 불리는 분자가 수십에서 수만 개 단위로 결합할 때 생성된다. 지구상의 수많은 동물과 식물 역시 아미노산이 만들어낸 무수히 많은 단백질로 이루어져 있다. 인체를 구성하는 약 10만 종의 단백질도 여기에 포함된다.

아미노산은 아미노기, 카르복실기, 수소, 곁사슬이 결합된 기본 구조를 갖추고 있다. 곁사슬에 어떤 분자가 연결되느냐에 따라 아미노산의 기능은 다채롭게 변한다.

자연계에는 수백 종의 아미노산 존재하지만 그중 단백질의 재료로 쓰이는 것은 고작 20종에 불과하다. 20종의 아미노산은 다시 9가

도표 55

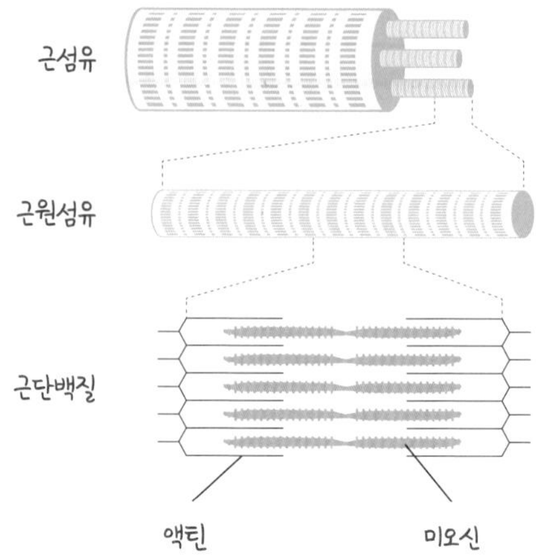

지 필수 아미노산과 11가지 비필수 아미노산으로 나뉜다. 필수 아미노산은 체내에서 생성되지 않으므로 반드시 음식물로 섭취해야 한다. 비필수 아미노산은 균형 잡힌 영양소를 섭취하기만 하면 체내에서 만들어낼 수 있다(도표 56).

단백질이 만들어질 때 아미노산은 질서 정연하게 결합한다. DNA 염기 서열(유전자 정보)에는 단백질이 어떻게 합성되었는지 기록한 설계도가 들어 있다. 이 설계도를 바탕으로 결합되는 아미노산의 종류, 개수, 순서가 정해지고 장기, 피부, 근육 등 목적에 맞는 단백질이 생성된다.

아미노산이 2개 이상 결합한 상태를 펩티드(peptide)라고 부른다.

도표 56 단백질의 재료로 쓰이는 아미노산 20종

비필수 아미노산 (11종)	· 아스파트산(aspartic acid) · 프롤린(proline) · 아르지닌(arginine) · 글루탐산(glutamic acid) · 티로신(tyrosine) · 알라닌(alanine)	· 시스테인(cysteine) · 아스파라긴(asparagine) · 글라이신(glycine) · 세린(serine) · 글루타민(glutamine)
필수 아미노산 (9종)	· 류신(leucine) · 트레오닌(threonine) · 히스티딘(histidine) · 트립토판(tryptophan) · 페닐알라닌(phenylalanine)	· 이소류신(isoleucine) · 발린(valine) · 메티오닌(methionine) · 리신(lysine)

구체적으로는 아미노산이 2개 결합하면 디펩티드(dipeptide), 3개는 트라이펩티드(tripeptide), 10여 개는 올리고펩티드(oligopeptide), 그 이상이 결합하면 폴리펩티드(polypeptide)라고 부른다. 펩티드와 단백질을 구분하는 기준은 명확하지 않지만 일반적으로 아미노산이 50~100개 이상 결합한 상태를 단백질이라고 부른다.

체내로 들어온 단백질은 결합할 때와는 정반대의 흐름을 탄다. 아미노산 단위로 분해된 후 다시 한 번 합성되는 과정을 거친다. 예를 들어 스테이크(단백질)가 위로 넘어가면 위산에 의해 부드러운 성질로 변하고, 점막세포에서 분비된 소화 효소인 펩신(pepsin)에 의해 폴리펩티드로 분해된다. 이 과정을 마치면 십이지장으로 넘어가 이자

액의 분해 효소에 의해 올리고펩티드로 분해된다. 이어서 소장으로 넘어가는데 이곳에서도 마찬가지로 소화 효소에 의해 단일 아미노산으로 분해된다. 그 후 소장의 점막이나 상피세포로 흡수된다.

소장에서 흡수된 아미노산은 모세혈관과 문맥(간으로 이어진 굵은 혈관)을 거쳐 간으로 모인다. 여기서부터 아미노산의 새로운 여행이 시작된다. 간에 도착한 아미노산 중 바로 써야 할 분량은 혈액으로 방출되고, 나머지는 아미노산 풀(amino acid pool)에 저장된다. 그렇다고 은행 금고처럼 저장고가 있는 것은 아니다. 저장된 아미노산은 혈액이나 조직 내에서 분리된 상태로 존재한다. 단백질을 충분히 섭취하면 혈중 아미노산 농도가 올라가 체내 아미노산이 풍부해진다.

체내 아미노산이 풍부해지면 근세포는 DNA 염기 서열에 기록된 설계도에 따라 아미노산을 결합해 액틴이나 미오신 같은 근단백질을 합성한다. 마침내 체내에 들어온 단백질은 '소화·분해 → 흡수 → 저장 → 합성'의 과정을 거쳐 근육으로 새롭게 태어난다(도표 57).

하지만 단순히 단백질을 섭취하는 데서 그치면 현재의 근육량을 유지하는 정도의 근단백질만 합성된다. 근단백질의 합성을 더욱 촉진하고 근육을 키우려면 식사를 통해 영양소를 섭취하는 동시에 운동 자극을 주어 근단백질의 합성 감도를 높여야 한다. 이때 가장 적절한 운동이 바로 근육 트레이닝이다.

도표 57

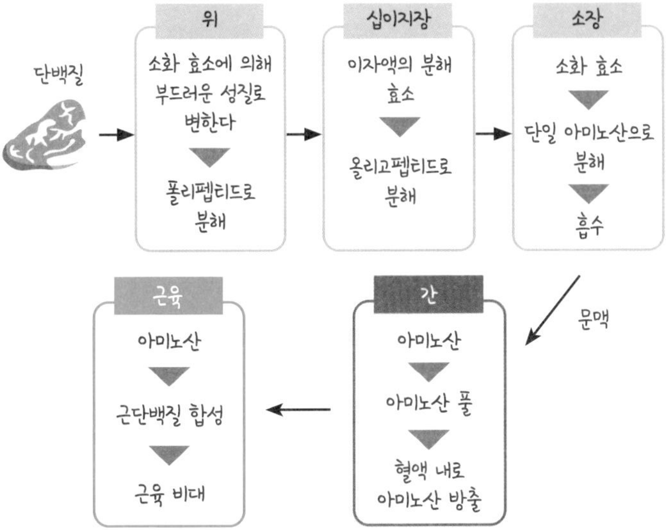

| 단백질은 근육 트레이닝 후에 섭취하자

최근 아미노산 안정동위원소를 이용한 연구 방법이 확립되어 아미노산의 합성 및 분해 과정을 자세히 알 수 있게 되면서 새로운 연구 보고가 줄을 잇는 중이다. 스포츠과학, 스포츠영양학에는 '근육 트레이닝만으로는 근육을 키울 수 없다'라는 명제와 '단백질은 근육 트레이닝 후에 섭취해야 한다'라는 명제가 상식으로 자리잡았다.

도표 58

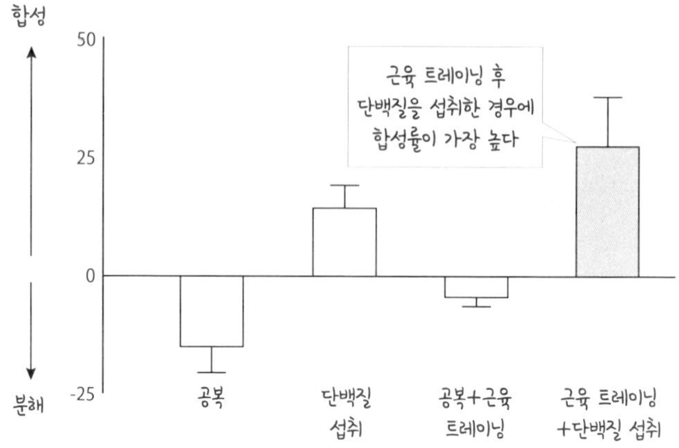

출처: Biolo G, 1997.

이를 뒷받침하는 근거로 미국 슈라이너스번스연구소의 비올로(Biolo G) 박사팀의 연구 보고를 들 수 있다. 이들은 피험자를 공복일 때, 단백질을 섭취했을 때, 공복 상태에서 근육 트레이닝을 했을 때, 근육 트레이닝 후에 단백질을 섭취했을 때로 나눈 다음 근단백질의 합성량과 분해량을 측정했다(도표 58).

연구 결과, 우선 공복일 때는 근단백질의 분해량이 증가하고 단백질을 섭취했을 때는 합성량이 증가했다. 공복일 때는 체내의 아미노산 농도가 낮아지므로 부족한 양을 보충하기 위해 우리 몸이 근단백질을 분해해서 아미노산을 만든다. 이 상태에서는 당연히 근육 비대가 잘 일어나지 않는다. 단백질을 섭취하면 다시 체내에 아미노산이 풍부해져 근단백질의 합성량도 증가한다.

공복 상태에서 근육 트레이닝을 했을 때는 근단백질의 합성량이 증가하지 않았다. 다시 말해, 근육 트레이닝을 해서 근단백질의 합성 감도가 올라가도 체내에 아미노산이 부족하면 근단백질의 합성량은 오르지 않는다.

근육 트레이닝 후에 단백질을 섭취했을 때는 근단백질의 합성량이 현저하게 증가했다. 이러한 연구 결과로 알 수 있는 것은 근육 트레이닝 후 근단백질의 합성 감도가 높아진 시점에 단백질을 섭취하면 근단백질의 합성량이 증가해 근육 비대를 촉진할 수 있다는 사실이다.

현재의 근육량을 유지하는 것이 목적이라면 적당한 운동과 식사만으로도 충분하다. 하지만 근육의 크기를 키우고 싶다면 근육 트레이닝 후에 단백질을 섭취해야 한다.

근육 트레이닝을 한다 → 근단백질의 합성 감도가 높아진다
→ 단백질을 섭취한다 → 근단백질의 합성이 촉진된다 → 근육 비대가 일어난다

근육 비대가 목표라면 위의 과정을 반복하는 것이 무엇보다도 중요하니 꼭 기억하자.

단백질은 근육 트레이닝 후 24시간 안에 섭취하자

| 골든타임보다 중요한 근육 트레이닝 후 24시간

일반적으로 근육 트레이닝 후 1~2시간은 근단백질의 합성 작용이 가장 활발한 골든타임으로 알려져 있다. 여러 미디어에서도 '근육 트레이닝과 단백질 섭취는 한 세트'라고 말한다. 실제로 이를 의식하면서 근육 트레이닝을 하는 사람도 많은 듯하다.

미국 텍사스대학교 의학부의 라스무센(Rasmussen BB) 박사팀이 이러한 주장을 뒷받침하는 연구 보고를 내놓았다. 박사팀은 근육 트레이닝 경험이 없는 사람들을 모집해 운동 직후 단백질을 섭취시킨 다음 근단백질 합성 반응을 조사했다. 피험자에게는 1시간 동안 운동을 시킨 뒤에 필수 아미노산을 15g 섭취시켰다. 그러고 나서 섭취 이

후 1시간 간격으로 근단백질의 합성량을 측정했다. 그러자 근단백질의 합성량은 운동 1~2시간 후에 가장 높게 나타났고 이후 1시간마다 줄었다(도표 59).

라스무센 박사팀은 연구 결과를 바탕으로 '근육 트레이닝 직후에 단백질을 섭취해야 근단백질의 합성 작용을 최대로 높일 수 있다'라고 결론지었다. 이 결론이 나중에 골든타임이라는 이름을 달고 상식으로 굳어진 것이다.

하지만 오늘날 스포츠과학과 스포츠영양학 분야에서는 근육 트레

도표 59

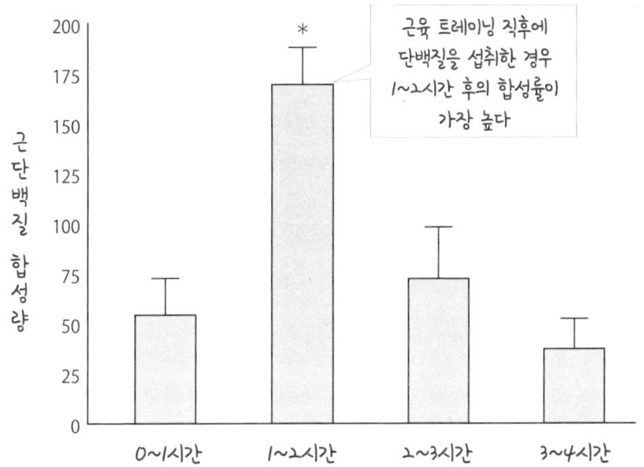

출처: Rasmussen BB, 2000.

이닝 후 단백질을 섭취하는 경우에 골든타임보다 더욱 중요한 것이 있다고 지적한다. 단백질 섭취는 근육 트레이닝 후 24시간 이내를 의식해야 한다고 말이나.

| 근단백질의 합성 감도는 24시간 동안 지속된다

미국 슈라이너스병원의 팁턴(Tipton KD) 박사팀은 트레이닝 경험이 없는 20대 남녀를 모집한 뒤 트레이닝 전후에 필수 아미노산을 15g 섭취시키고 24시간에 걸쳐 근단백질의 합성 감도가 상승하는 시간을 측정했다. 실험 결과, 근단백질의 합성 감도는 고작 1시간에 그친 것이 아니라 24시간 내내 높은 상태를 유지한 것으로 나타났다.

결과는 참으로 흥미로웠지만 유감스럽게도 이 실험은 피험자가 트레이닝 미경험자에 한정되어 있어서 근거 자료로는 신뢰도가 조금 부족하다는 평가를 받는다.

그렇다면 캐나다 맥마스터대학교의 버드 박사팀이 연구한 자료도 함께 살펴보자. 이들은 트레이닝 경험이 있는 20대 남성을 모집해 레그 익스텐션을 시켰다. 그리고 24시간 후에 유청단백질을 15g 섭취시킨 다음 근단백질의 합성률을 측정했다. 박사팀은 실험 전에 트레이닝 강도와 피로도를 기준으로 피험자를 다음의 3개 그룹으로 나눴다.

그룹 1: 1RM의 90%의 고강도로 지칠 때까지 운동하는 그룹(고강도+지침)

그룹 2: 1RM의 30%의 저강도로 적당히 운동하는 그룹(저강도+지치지 않음)

그룹 3: 1RM의 30%의 저강도로 지칠 때까지 운동하는 그룹(저강도+지침)

실험 결과는 흥미로웠다. 고강도든 저강도든 지칠 때까지 운동한 그룹 1과 3은 24시간 후에 근단백질의 합성률이 증가했다. 한편 적당히 운동했기 때문에 지치지 않은 그룹 2의 근단백질 합성률은 거의 증가하지 않았다.

이 결과로 알 수 있는 사실이 2가지 있다. 첫째, 트레이닝 강도와 상관없이 지칠 때까지 운동하면 합성 감도가 상승하고 24시간 내내 지속된다는 사실이다. 둘째, 합성 감도의 상승이 24시간 동안 지속되는 효과는 트레이닝 경험 여부와 무관하다는 사실이다.

버드 박사팀은 동일한 검증을 여러 차례 반복했으며 2014년에는 일련의 연구 결과를 하나로 정리했다. 그 후 맥마스터대학교의 필립스(Phillips SM) 박사팀도 같은 주제로 연구한 뒤 결과를 내놓았다.

두 연구팀은 모두 '근단백질의 합성 감도는 근육 트레이닝 후 1~3시간 사이에 가장 높아지고 이후에는 증가율이 감소하지만 최소 24시간 후까지 상승이 지속된다'라고 밝혔다(도표 60).

이와 같은 연구 보고들을 바탕으로 2017년 국제스포츠영양학회는 '근육 트레이닝 후 최소 24시간 동안은 근단백질의 합성 감도가 높아진다'라는 내용의 공식 성명을 발표했다. 현재 스포츠과학과 스포츠

도표 60

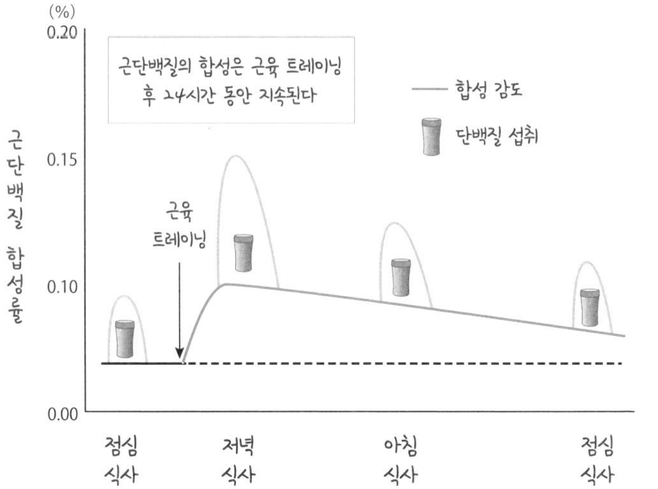

출처: Phillips SM, 2014.

영양학에서도 대체로 일치된 의견을 보인다.

기존에는 근육 트레이닝 후 1~2시간 내(골든타임)에 단백질을 섭취하는 것이 상식이었다. 하지만 이것도 이제 옛말이다. 최신 과학적 근거는 '근육 트레이닝 후 단백질 섭취는 24시간을 의식해야 한다'라고 말한다.

| 근육 트레이닝 직후 단백질 보충제를 마시면 된다?

많은 사람이 근육 트레이닝 직후에 단백질 보충제를 마시며 단백질 섭취에 신경을 쓴다. 그런데 혹시 근육 트레이닝 후 꽤 시간이 지난 다음 날 아침이나 점심, 저녁 식사를 할 때도 신경 써서 단백질을 먹는가?

앞서 말했듯이, 근육 트레이닝 후 24시간 동안은 근단백질의 합성이 잘 일어난다. 근육 트레이닝 직후에 단백질 보충제를 마시는 것뿐 아니라 이후 24시간 동안 양질의 단백질을 잘 챙겨 먹어야 트레이닝 효과를 볼 수 있다.

특히 식사가 중요하다. 습관적으로 아침이나 점심을 거르는 사람이라면 이제부터라도 근육 트레이닝을 한 다음 날의 아침과 점심에는 단백질 섭취량을 고려한 식단대로 든든히 챙겨 먹자. 근육 트레이닝 후 24시간 내에 세끼 모두 균형 잡힌 단백질을 섭취해야 근육 트레이닝의 효과를 극대화할 수 있으니 말이다.

가장 질 좋은 단백질은 고기, 달걀, 우유, 콩에 들어 있다

| 질 좋은 단백질을 판별하는 지표, 아미노산 스코어

근육 트레이닝의 효과를 극대화하려면 단백질은 반드시 필요하다. 하지만 질 나쁜 단백질을 섭취하면 근육 트레이닝의 효과는 올라가지 않는다. 근단백질의 합성을 촉진하려면 반드시 '질 좋은 단백질'을 섭취해야 한다.

단백질을 구성하는 20종의 아미노산은 체내에서 합성되지 않아 음식물로 섭취해야 하는 9가지 필수 아미노산과 체내에서 합성되는 11가지 비필수 아미노산으로 나뉜다. 근단백질은 필수 아미노산으로만 합성할 수 있으며 9가지 중 무엇 하나라도 부족해서는 안 된다. 따라서 질 좋은 단백질이란 '9가지 필수 아미노산이 골고루 들어 있는 단백질'이어야 한다. 필수 아미노산이 골고루 들어 있는지 여부를 어떤 기준으로 어떻게 가려내야 할까?

이럴 때는 식품이나 단백질 보충제에 함유되어 있는 필수 아미노산의 함량을 수치화한 아미노산 스코어를 참고하면 된다. 국제연합 식량농업기구(FAO)와 세계보건기구(WHO)에서도 인정받는 지표다. 아미노산 스코어의 만점은 100점인데, 9가지의 필수 아미노산이 모두 골고루 들어 있고 각각이 함량의 기준치를 충족하는 경우에 만점을 준다.

그렇기 때문에 100점을 받은 식품이나 단백질 보충제는 질 좋은 단백질로 판단해도 좋다. 100점을 충족하지 못했다면 1가지, 혹은 2가지 이상의 필수 아미노산의 함량이 기준보다 낮다는 의미다.

몇 가지 대표적인 식품과 단백질 보충제의 아미노산 스코어를 살펴보자(도표 61). 고기나 우유와 같은 동물성 식품, 대두, 단백질 보충제의 스코어는 100점이지만 시금치와 같은 식물성 식품과 백미는 100점을 받지 못했다. 동물성 식품과 단백질 보충제를 질 좋은 단백질로 분류하는 이유는 바로 이 아미노산 스코어에 근거한다.

아미노산 스코어를 '나무판자로 만든 통'에 비유하면 이해가 쉽다. 9장의 나무판자를 세로로 엮어서 만든 통을 떠올려보자. 물을 담으려고 할 때 하나라도 짧은 판자가 있으면 그곳으로 물이 새어 나가므로 긴 판자의 높이까지 물을 담을 수 없다. 마찬가지로 특정 필수 아미노산이 기준 함량을 충족하지 못하면 그 식품의 아미노산 스코어

도표 61

식품	아미노산 스코어
돼지고기 (등심, 비계 없음)	100
달걀	100
우유	100
대두	100
시금치	94
백미	64
밀가루	39

단백질 보충제	아미노산 스코어
유청단백질	100
카제인단백질	100
소이단백질	100

의 수치는 가장 낮은 필수 아미노산에 맞춰 낮아진다. 몇 가지 필수 아미노산이 풍부하게 들어 있어도 전체적으로 균형 잡혀 있지 않으면 단백질이 체내에서 100%로 힘을 발휘하지 못하기 때문이다.

| BCAA 대신 9가지 필수 아미노산을 모두 섭취하자

최근 필수 아미노산 가운데 분지쇄아미노산이라고도 불리는 BCAA (Branched Chain Amino Acids)가 주목받고 있다. 운동선수들 사이에서

BCAA가 운동에 효과적인 필수 아미노산이라는 인식이 퍼진 것을 시작으로, 현재는 시중에서도 'BCAA 배합'이라고 적힌 단백질 보충제나 건강보조식품을 쉽게 찾아볼 수 있다. 고기나 달걀, 콩, 우유와 같은 식품에도 BCAA가 풍부하게 담겼다.

BCAA는 필수 아미노산 중 발린, 류신, 이소류신을 총칭하는 용어다. 'Branched Chain'을 번역해보면 '가지가 있는 사슬'이라는 의미다. 아미노산은 아미노기, 카르복실기, 수소, 곁사슬로 구성되어 있는데 BCAA는 곁사슬에서 가지가 갈라져 나온 것 같은 특징적인 구조를 띠고 있어서 이런 이름이 붙었다.

다른 필수 아미노산과 가장 크게 차이가 나는 점이 있다. BCAA는 간이 아니라 주로 근육에서 대사가 이루어진다는 점이다. 이러한 특징 때문에 '9가지 필수 아미노산 중에서도 BCAA를 많이 섭취하면 근단백질의 합성 효율이 높아지지 않을까?'라고 생각하게 된 것이다. 하지만 스포츠과학이나 스포츠영양학 분야에서 알아낸 최신 과학적 근거를 살펴보면 이런 생각은 사실과 다르다.

2017년 영국 엑서터대학교의 잭맨(Jackman SR) 박사팀은 BCAA를 섭취하면 트레이닝 후 근단백질 합성률에 어떤 변화가 생기는지 검증했다. 트레이닝 경험이 있는 20대 남성을 모집해 운동 후 BCAA를 녹여 만든 음료를 마시는 그룹과 인체에 무해한 가루와 물을 섞은 플라시보 음료를 마시는 그룹으로 나눴다. 트레이닝 4시간 후 피험자의 근단백질 합성률을 측정했더니, 플라시보 음료를 마신 그룹에 비해 BCAA를 마신 그룹의 근단백질 합성률이 22%나 증가했다.

이 결과만 놓고 보면 '역시 BCAA의 효과는 대단하구나!'라고 생각할 수 있지만 주목해야 할 것은 잭맨 박사팀이 실시한 두 번째 검증 결과다. 1차 검증을 마친 후 박사팀은 9가지 필수 아미노산이 모두 들어 있는 유청단백질로 동일한 실험을 실시했다. 그러자 플라시보 음료를 마신 그룹에 비해 유청단백질을 마신 그룹의 근단백질 합성률이 50%나 증가한 것으로 나타났다.

이를 바탕으로 잭맨 박사팀은 'BCAA만 섭취해도 근단백질의 합성률은 올라가지만 합성 작용을 더 높이려면 9가지 필수 아미노산이 충분히 들어 있는 단백질을 섭취하는 편이 좋다'라고 결론지었다. 이들의 연구 결과는 2018년 국제스포츠영양학회의 지지를 받았으며, 현재는 다양한 분야에서 대체로 일치된 의견을 보인다.

근단백질의 합성을 높이려면 특정 필수 아미노산만이 아니라 9가지 필수 아미노산이 골고루 들어 있는 양질의 단백질을 섭취해야 한다. 구체적으로 말하자면 BCAA가 들어 있는 건강보조식품보다는 유청단백질과 같은 단백질 보충제를 우선적으로 섭취하는 편이 좋다는 의미다.

만약 BCAA가 들어 있는 건강보조식품을 먹는다면 아미노산 스코어 100점에 해당되는 쇠고기와 같은 붉은색 살코기, 닭고기와 같은 흰색 살코기, 달걀, 우유 등을 함께 섭취하자. 그래야 근육 트레이닝의 효과를 더욱 높일 수 있다.

| 잘 알려지지 않은 류신의 숨은 기능

그렇다고 BCAA의 효과가 떨어진다는 말은 아니다. 일례로 최근 BCAA 중 하나인 류신에 관심이 집중되고 있다. 근단백질의 합성에 류신이 큰 영향을 미치는 것으로 추측되기 때문이다.

아미노산이 단백질로 합성될 때는 DNA에 들어 있는 설계도(아미노산 배열 정보)를 따른다. 그 과정을 더 자세히 들여다보자. DNA 안에 있는 설계도가 전달자에 해당하는 mRNA(messenger RNA)에 복사된다. 그 후 mRNA의 정보를 바탕으로 아미노산이 결합되고 단백질의 합성이 일어난다.

근단백질이 합성되는 과정도 이와 마찬가지인데, 이때 합성을 촉진하는 것이 1장에서 설명한 엠토르(mTOR)다. 그리고 최근 다양한 연구에서 엠토르를 활성화하는 열쇠가 류신이라는 지적이 나오고 있다.

2014년 캐나다 맥마스터대학교의 처치워드-벤(Churchward-Venne TA) 박사팀은 류신의 양이 유청단백질 보충제에 미치는 영향을 검증했다. 박사팀은 운동을 습관적으로 하는 20대 젊은이들을 모집해 일반적인 양(25g)의 유청단백질을 마시는 그룹, 소량(6.25g)의 유청단백질에 소량(0.75g)의 류신을 첨가해 마시는 그룹, 소량(6.25g)의 유청단백질에 다량(5.0g)의 류신을 첨가해 마시는 그룹으로 나눴다. 근육 트레이닝 후 피험자에게 각각의 단백질 보충제를 섭취시키고, 섭취 후

4.5시간이 지났을 때 근단백질 합성률을 측정했다.

그 후 일반적인 양의 유청단백질을 섭취한 그룹을 기준으로 삼은 뒤 나머지 그룹에 나타난 결과를 비교해보았다. 소량의 유청단백질에 소량의 류신을 첨가한 그룹의 근단백질 합성률은 높아지지 않았지만 소량의 유청단백질에 다량의 류신을 첨가한 그룹에서는 동등한 수준의 근단백질 합성률이 나타났다(도표 62).

이 연구 결과는 류신의 섭취량이 근단백질의 합성에 큰 영향을 미친다는 것을 보여준다.

그 밖에도 여러 연구를 통해 류신의 효능이 보고되었다. 현재는

도표 62

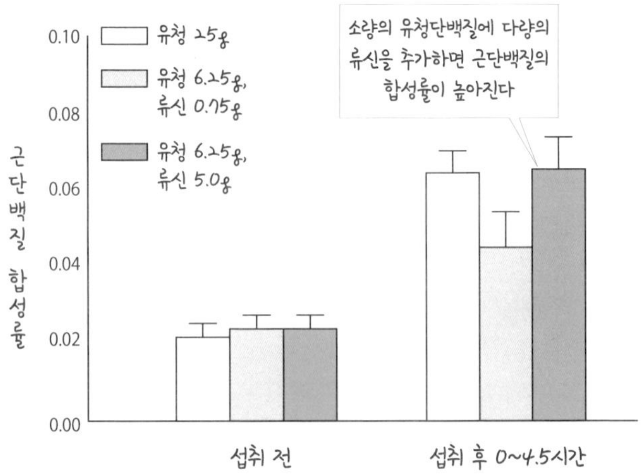

출처: Churchward-Venne TA, 2014.

2g 이상의 류신을 포함한 식품이나 단백질 보충제를 섭취하라고 권장한다. 2017년에 발표된 국제스포츠영양학회의 공식 성명에서도 0.7~3g의 류신을 먹으라고 권장한다.

여기까지 읽고 '오늘부터 적극적으로 류신을 섭취해야겠다!'라고 마음먹은 사람이 있을지도 모르겠다. 하지만 앞서 설명한 BCAA와 마찬가지로, 근단백질의 합성률을 높이려면 다른 필수 아미노산을 충분히 갖춘 상태에서 적정량의 류신을 함께 섭취해야 효과적이라는 사실을 기억해야 한다.

지금까지 다룬 내용을 한마디로 정리해보겠다. 근단백질의 합성을 높이는 질 좋은 단백질이란 '아미노산 스코어가 100점'이면서 '류신을 2g 이상 포함한' 식품이나 단백질 보충제다.

덧붙여 질 좋은 단백질이 들어 있는 식품을 고를 때는 《국가표준식품성분표 제9개정판》의 아미노산 항목을 참고하면 좋다. 그리고 시중에 판매되는 단백질 보충제를 자세히 들여다보면 아미노산 스코어나 류신의 함유량을 명확하게 표시한 제품을 찾을 수 있다. 이런 식으로 품질에 관한 표시를 참고하면 질 좋은 단백질을 고르는 데 도움이 될 것이다.

최적의 단백질 섭취량은
나이, 몸무게, 운동에 따라 다르다

| 단백질은 한 끼에 얼마나 섭취해야 할까?

앞서 근육 트레이닝의 효과를 극대화하려면 트레이닝 후 24시간 이내에 필수 아미노산이 골고루 들어 있는 질 좋은 단백질을 섭취하라고 설명했다. 그렇다면 '최적의 단백질 섭취량'은 어느 정도일까?

최근 한 끼에 단백질 20g을 섭취하라고 소개하는 기사들이 눈에 들어온다. 물론 이것도 하나의 기준이 될 수는 있지만 남녀노소 모두에게 해당되는 적정 단백질 섭취량이 20g이라고 단정 짓기에는 의문이 남는다. 스포츠과학과 스포츠영양학에서는 '근육 트레이닝 후 한 끼에 섭취해야 할 최적의 단백질량은 나이, 몸무게, 운동 종류에 따라 달라진다'라고 말하기 때문이다.

2009년 캐나다 토론토대학교의 무어(Moore DR) 박사팀은 몸무게가 다른 20대 젊은이와 70대 고령자를 모집해 레그 익스텐션을 시킨 후 0~40g의 단백질을 섭취시켰다. 그다음 근단백질의 합성률을 측정했다.

그러자 근단백질의 합성률이 가장 높게 나온 단백질 섭취량, 다시 말해 최적의 단백질 섭취량은 나이와 몸무게에 따라 다르게 나타났다. 박사팀은 이때 얻은 데이터를 분석해 '한 끼당 최적의 단백질 섭취량'이라는 변수를 알아내는 데 필요한 계수를 도출해냈다(도표 63).

도표 63

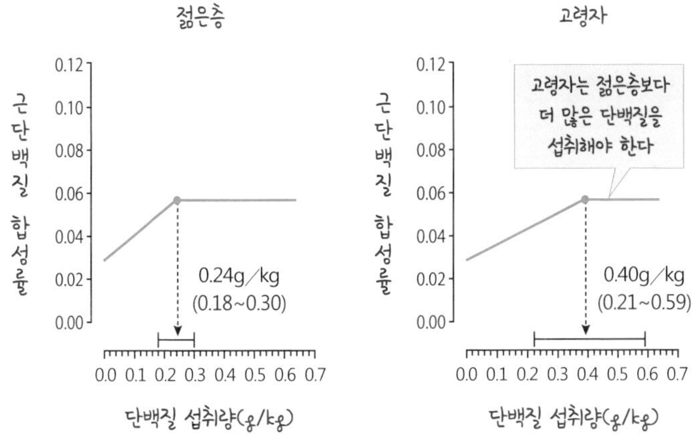

출처: Moore DR, 2009.

» 젊은층: 몸무게 1kg당 평균 0.24g(0.18~0.30g)

» 고령자: 몸무게 1kg당 평균 0.40g(0.21~0.59g)

(※ 계수는 평균값이고 괄호 안은 '최솟값~최댓값'을 나타낸다)

이 계수를 바탕으로 예를 들면, 몸무게가 60kg인 20대 청년이 근육 트레이닝 후 섭취해야 할 최적의 단백질량은 '계수의 평균값 0.24g×몸무게 60kg = 14.4g'이라는 계산이 나온다.

고령자의 계수는 젊은층보다 높게 산정되었다. 이는 나이가 들수록 근단백질의 합성 능력이 낮아지는 근성장 저항성(anabolic resistance)을

도표 64

몸무게(kg)	젊은층	고령자
50	12.0 (15.0)	20.0 (29.5)
55	13.2 (16.5)	22.0 (32.5)
60	14.4 (18.0)	24.0 (35.4)
65	15.6 (19.5)	26.0 (38.4)
70	16.8 (21.0)	28.0 (41.3)
75	18.0 (22.5)	30.0 (44.3)
80	19.2 (24.0)	32.0 (47.2)
85	20.4 (25.5)	—
90	21.6 (27.0)	—

단백질 적다 → 많다

※ 수치는 평균 섭취량(괄호 안은 최댓값)

출처: Moore DR, 2009.

고려한 수치다. [도표 64]를 보면 몸무게가 같은 60kg이어도 젊은층의 평균값은 14.4g이지만 고령자에게는 평균 24g의 단백질이 필요하다. 고령자가 근육 트레이닝의 효과를 극대화하려면 젊은층보다 많은 단백질을 섭취해야 하므로 계수도 높게 설정되었다.

이 연구 보고서의 피험자는 20대와 70대로 한정되어 있으며 30~60대는 제외되었다. 근성장 저항성을 고려한다면 30~60대는 20대의 단백질 섭취량에 5~10g 정도를 더해서 계산할 필요가 있다.

| 최적의 단백질 섭취량은 운동 종류에 따라 달라진다

또 하나 짚고 넘어가야 할 사실은 무어 박사팀의 연구 보고가 레그 익스텐션이라는 단관절 운동에 관한 데이터라는 점이다. 보통 근육 트레이닝을 할 때는 단관절 운동뿐 아니라 스쿼트나 벤치 프레스 같은 다관절 운동을 조합해서 시행한다. 그렇다면 단관절이냐 다관절이냐에 따라서도 한 끼당 최적의 단백질 섭취량이 달라질까?

영국 스털링대학교의 맥노튼(Macnaughton LS)、박사팀이 이 물음에 답을 내놓았다. 이들은 평균 몸무게가 70kg인 20대 근육 트레이닝 경험자를 모집해 스쿼트나 벤치 프레스 같은 다관절 운동을 시켰다. 피험자는 10회를 1세트로 정하고 3세트씩 지칠 때까지 운동을 했다. 운동을 마친 후에는 피험자를 2개의 그룹으로 나눠서 한쪽에는 유청단백질 보충제 20g을, 다른 한쪽에는 40g을 섭취시키고 3시간 후와 5시간 후에 근단백질의 합성률을 측정해보았다.

그러자 유청단백질 보충제 40g을 섭취한 그룹의 근단백질 합성률이 더 높은 증가세를 보였다. 무어 박사팀이 제시한 계수를 넣어 계산하면 몸무게가 70kg인 20대에게 필요한 단백질 섭취량은 평균 16.8g, 최대 21g이 된다. 하지만 맥노튼 박사팀의 연구에 따르면 몸무게가 똑같이 70kg인 20대여도 단관절보다 격렬한 다관절 운동을 한 경우에는 유청단백질 보충제 40g을 섭취한 그룹의 근단백질 합성률이 더 높았다.

2018년에는 캐나다 맥마스터대학교의 한 연구팀이 이와 관련된 여러 연구 보고를 정리해 분석했다. 이들은 보고서를 통해 단관절 운동과 비교했을 때 다관절 운동에서는 단백질 섭취량을 늘리면 근단백질의 합성률을 더 높일 수 있으므로 '단백질 섭취량은 운동의 종류를 고려해서 검토되어야 한다'라고 밝혔다. 이와 같은 일련의 보고에 따라 요즘 스포츠과학과 스포츠영양학에서도 최적의 단백질의 섭취량은 어떤 운동을 하느냐에 따라 달라진다고 이야기한다.

이러한 과학적 근거를 실제 근육 트레이닝에 적용하려면 어떻게 해야 할까? 요컨대 장점만 취해야 한다. 단관절 운동을 할 때는 무어 박사팀이 제시한 계수를 활용해 필요한 단백질 섭취량(A)을 산출하자. 다관절 운동을 할 때는 운동의 강도가 달라지는 것을 고려해 A에 5~10g 정도의 단백질 섭취량을 더하자. 예를 들어 몸무게가 70kg인

20대가 벤치 프레스나 스쿼트 같은 다관절 운동을 했으면 무어 박사팀이 제시한 계수로 산출된 16.8g에 10g을 더한 값, 즉 26.8g을 최적의 단백질 섭취량의 기준으로 삼으면 된다.

| 24시간 동안 섭취해야 할 최적의 단백질의 양

이제까지 한 끼당 최적의 단백질 섭취량을 알아보았다. 하지만 앞서 설명했듯이, 근단백질의 합성 감도는 24시간 동안 지속된다. 그렇다면 그 시간 사이에 섭취해야 할 단백질의 총량은 어느 정도가 적당할까?

참고할 만한 자료로 2017년에 보고된 근육 트레이닝과 단백질 보충제에 관한 메타 분석을 살펴보자. 맥마스터대학교의 모턴 박사팀은 장기적으로 근육 트레이닝을 하면서 단백질을 섭취하면 어떤 효과가 나는지 알아보고자 했다. 이에 1,863명의 데이터가 포함된 49건의 연구 보고를 바탕으로 최대 규모의 메타 분석을 실시했다. 그 결과, 근육 트레이닝의 효과를 높이는 24시간 동안 섭취해야 할 최적의 단백질 섭취량을 계산하는 데 필요한 계수를 아래와 같이 도출해 냈다.

》24시간 동안 몸무게 1kg당 평균값 1.62g(최솟값 1.03g~최댓값 2.20g)

도표 65 젊은층의 몸무게별 평균 단백질 섭취량

몸무게(kg)	단백질 섭취량(g)
50	81.0 (110.0)
55	89.1 (121.0)
60	97.2 (132.0)
65	105.3 (143.0)
70	113.4 (154.0)
75	121.5 (165.0)
80	129.6 (176.0)
85	137.7 (187.0)
90	145.8 (198.0)

※ (괄호 안은 최댓값)

출처: Morton RW, 2017.

예를 들어 몸무게가 70kg인 청년에게 필요한 최적의 단백질 섭취량은 24시간 동안 평균값 113.4g(최댓값 154.0g)이다(도표 65).

지금까지 설명한 내용을 정리하기 위해 몸무게가 70kg인 20대 A씨를 예시로 근육 트레이닝 후 24시간에 걸친 단백질의 섭취 패턴을 시뮬레이션해보겠다.

먼저 모턴 박사팀이 제시한 계수로 계산하면 A씨의 24시간에 걸친 최적의 단백질 섭취량은 113.4g이다. 한편 무어 박사팀이 제시한 계수로 계산하면 A씨의 한 끼당 최적의 단백질 섭취량은 16.8g이다. 그런데 일반적인 근육 트레이닝은 다관절 운동이 중심이므로 단관

절 운동을 기준으로 연구한 무어 박사팀의 수치에 10g을 더한 값, 다시 말해 약 27g이 한 끼당 최적의 섭취량이 된다.

매일 세끼의 식사에 단백질 보충제를 더해 끼니당 약 27g의 단백질을 섭취하고, 뒤에서 설명하겠지만 취침 전 적정량인 35g의 단백질 보충제를 추가로 섭취하면 A씨가 트레이닝 후 24시간 동안에 섭취해야 할 최적의 단백질량은 116g이라는 계산이 나온다(도표 66).

모턴 박사팀과 무어 박사팀이 도출한 계수에는 다소 차이가 있다. 하지만 스포츠의학과 스포츠영양학이 제시한 과학적 근거를 활용하면 한 끼당, 나아가 24시간 동안 섭취해야 할 최적의 단백질 총량을 알아낼 수 있다. 나이, 몸무게, 운동 종류를 고려해 자신에게 맞는 단백질 섭취량을 계산하고 적용하자.

도표 66

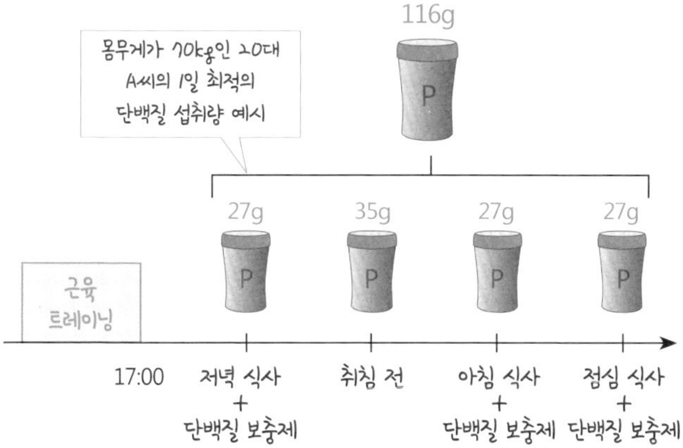

단백질 보충제의 효과를 뒷받침하는 과학적 근거

영양소는 기본적으로 균형 잡힌 식사를 통해 공급된다. 하지만 바쁜 현대인이 매일 균형 잡힌 식단을 짜고 그대로 섭취하는 것은 쉬운 일이 아니다. 게다가 근육 트레이닝의 효과를 높일 만큼의 단백질을 오로지 식사로 채우려면 고기나 생선, 달걀, 콩, 유제품 등을 대량으로 먹어야 한다. 그러다 보면 불필요한 지방이나 탄수화물까지 같이 섭취하게 된다.

이럴 때 도움을 주는 것이 바로 단백질 보충제다. 최근에는 가공·제조 기술이 발전해 예전보다 가격이 저렴하고 마시기도 훨씬 편한 데다 맛의 종류까지 다양해졌다. 필요한 영양소를 효율적으로 섭취하려는 사람이 늘면서 단백질 보충제 시장도 점점 확대되고 있다. 우선 단백질 보충제에 관한 기초 지식부터 살펴보자.

| 대표적인 단백질 보충제 3가지

대표적인 단백질 보충제로는 우유에 함유된 유단백질을 가공해서 만든 유청단백질과 카제인단백질, 콩을 가공해서 만든 소이단백질이 있다. 이들은 각기 다른 특징을 지녔으므로 목적이나 용도에 따라 구분해서 섭취하는 편이 좋다.

① 유청단백질(whey protein)

우유에서 지방과 고형 성분을 제거한 것으로, 치즈를 만들 때 버려지는 유청이나 요구르트의 상층액(가만히 두었을 때 위에 고이는 액체-옮긴이)으로도 알려져 있다. 다른 단백질에 비해 필수 아미노산이 풍부하게 함유되어 있고, 수용성이라 소장에서 빠르게 흡수된다. 근육 트레이닝 후 단시간 내에 영양소 보충이 가능하므로 '패스트단백질(fast protein)'이라고 부르기도 한다.

유청단백질은 가공법에 따라 농축(concentration), 분리(isolation), 가수분해(hydrolysis)로 분류된다.

농축유청단백질은 유청을 필터로 여과하고 남은 액체를 농축한 것을 가리킨다. 비타민이나 미네랄과 같은 다른 영양소들이 남아 있어 단백질 함량은 75~85% 정도로 낮은 편이다. 또 유당이 남아 있기 때문에 유당불내증인 사람이 먹으면 배에서 천둥소리가 날 수 있다. 비교적 가공하기 쉬워서 가격이 저렴하고 찾는 사람도 많다.

분리유청단백질은 단백질의 순도를 높이기 위해 농축유청단백질을 더욱 여과해 단백질 이외의 다른 영양소를 제거한 것으로, 단백질 함량은 90% 이상이나. 탄수화물과 지방의 함량은 매우 낮지만 제조 과정이 번거로워서 농축유청단백질보다 가격이 비싸다.

가수분해유청단백질은 효소를 사용해 단백질을 펩티드 단위까지 잘게 분해한 것이다. 원래 위에서 이루어져야 할 분해 과정이 이미 진행된 상태(아미노산에 가까운 상태)이므로 흡수 속도는 가장 빠르다. 하지만 제조 과정에서 손이 많이 가서 그만큼 가격도 높다.

② 카제인단백질(casein protein)

유청단백질과 마찬가지로 카제인단백질은 우유에 들어 있는 고형의 단백질로 만든다. 물에 잘 녹지 않고 소화나 흡수에 시간이 걸리지만 그만큼 체내의 아미노산 농도를 장시간 유지해주므로 '슬로단백질(slow protein)'이라고 부르기도 한다.

③ 소이단백질(soy protein)

콩에 함유된 식물성 단백질로 만든다. 소화나 흡수 속도는 유청단백질과 카제인단백질의 중간 정도다. 다른 단백질과 달리 항산화·항염증 작용을 하는 것이 특징이다.

| 단백질 보충제는 근육 트레이닝의 단기적 효과를 높인다

단백질 보충제는 식사만으로는 부족해지기 쉬운 양질의 단백질을 보충해준다. 그래서 근육 트레이닝을 하는 사람이라면 단백질 보충제의 존재를 알고 있을 것이다. 트레이너들도 근육 트레이닝을 할 때 단백질 보충제를 섭취하라고 권한다.

하지만 단백질 보충제가 정말 근육 트레이닝의 효과를 높여주는지 의문을 가질 수 있다. 근육 비대와 근력 강화의 단기적 효과에 한해서라면 단백질 보충제가 트레이닝 후 근단백질의 합성을 높이는 데 기여한다고 보고한 다수의 연구가 존재한다.

2009년 맥마스터대학교의 탱(Tang JE) 박사팀은 단백질 보충제의 단기적 효과를 검증했다. 이들은 근육 트레이닝 경험이 있는 젊은이를 모집해 레그 프레스와 니 익스텐션(knee extension)을 1세트당 10회씩, 총 4세트를 시켰다. 그 후 유청단백질, 카제인단백질, 소이단백질을 섭취하는 그룹으로 나눈 다음 3시간 후 근단백질 합성률을 측정했다. 그러자 단백질 보충제를 섭취한 모든 그룹에서 근단백질 합성률이 안정 시보다 증가한 수치를 보였다. 그리고 그중 유청단백질을 섭취한 그룹의 근단백질 합성률이 가장 높았다(도표 67).

이 연구로 근육 트레이닝 3시간 후의 근단백질 합성률을 높이려면 유청단백질을 먹는 게 가장 효과적이라는 사실이 밝혀졌다. 실험에서 유청단백질의 효과가 가장 빠르게 나타난 것을 계기로 '근육 트레

도표 67

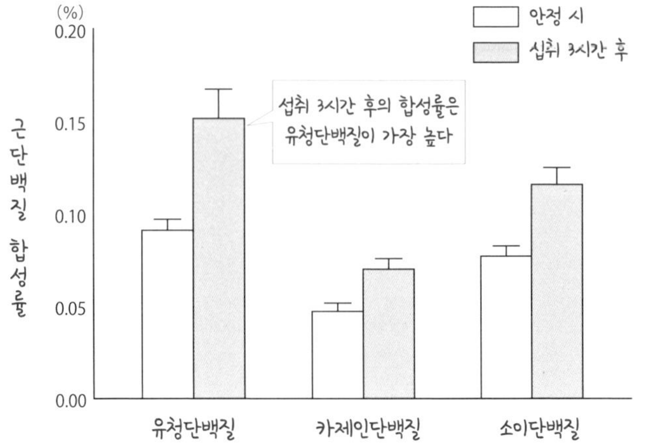

출처: Tang JE, 2009.

이닝을 할 때 유청단백질을 섭취하라'와 같은 인식이 널리 퍼졌다.

그런데 섭취 3시간 후가 아니라 6시간 후에 측정하면 어떨까? 덴마크 코펜하겐대학교의 레이텔세더(Reitelseder S) 박사팀은 일상적으로 운동하는 젊은이를 대상으로 실험을 했다. 피험자를 유청단백질, 카제인단백질, 탄수화물 성분의 플라시보 음료를 섭취하는 그룹으로 나누고, 1RM의 80% 강도로 1세트당 8회씩 총 10세트의 운동을 시켰다. 운동 직후에 단백질 보충제를 마시게 하고, 6시간 후 근단백질 합성률을 측정했다.

결과는 탱 박사팀의 보고와 마찬가지였다. 단백질 보충제를 섭취하고 3시간까지는 유청단백질의 합성률 수치가 가장 높았다. 하지만 6시간 후 카제인단백질의 합성률이 상승해 최종적으로 유청단백질과 카제인단백질 사이에 차이가 없었다(도표 68). 3시간까지만 보면 유청단백질의 효과가 가장 높지만 6시간을 기준으로 보면 유청단백질과 카제인단백질이 근단백질 합성에 미치는 영향은 거의 같다.

2016년 미국 텍사스대학교 의학부의 리디(Reidy PT) 박사팀은 일련의 연구 보고를 분석하고 나서 '유청단백질, 카제인단백질, 소이단백질과 같은 단백질 보충제는 종류에 상관없이 단기적으로는 근단백

도표 68

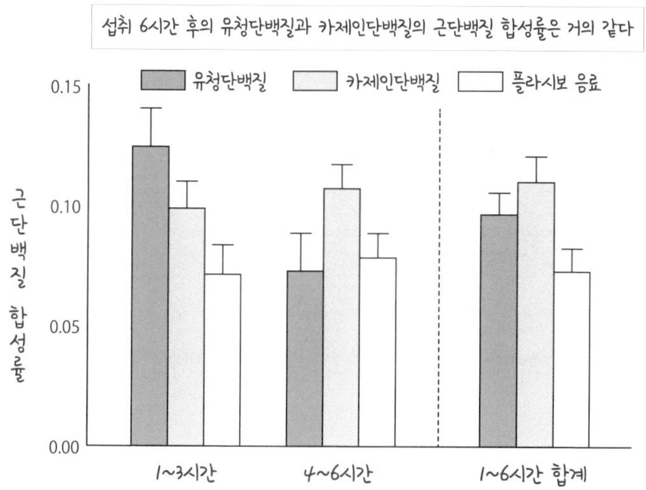

출처: Reitelseder S, 2011.

질의 합성을 높이는 효과가 있다'라고 말했다.

유청단백질은 다른 2가지 단백질보다 더욱 빠르게 근단백질의 합성을 촉신하는 효과를 보여주므로 근육 트레이닝 직후 단백질을 보충하기에 적합하다. 카제인단백질은 섭취 6시간 후에 근단백질 합성률이 상승하므로 취침 전처럼 오랜 시간에 걸쳐 완만하게 근단백질의 합성을 높이고 싶을 때 먹으면 좋다.

리디 박사팀은 단백질 보충제 각각의 특징을 이해한 상태에서 단백질 보충이 필요한 상황이나 생활 패턴에 맞게 구분해서 섭취해야 근육 트레이닝의 단기적 효과를 높일 수 있다고 말한다.

그리고 리디 박사팀은 추가로 '과연 단백질 보충제는 장기적인 근력 강화나 근육 비대에도 효과적일까?'라는 의문을 던졌다. 단백질 보충제가 근육 트레이닝의 단기적 효과를 높이는 데만 기여한다면 본질적인 의미에서 근력 강화나 근육 비대에 도움이 된다고 말하기는 어렵다. 그렇다면 단백질 보충제의 장기적 효과를 뒷받침하는 과학적 근거도 있을까? 함께 알아보자.

| 단백질 보충제는 근육 트레이닝의 장기적 효과에도 좋다

이제까지 단백질 보충제의 장기적 효과를 검증한 메타 분석만 해도 여러 건이 보고되었다. 하지만 스포츠과학과 스포츠영양학에서는 최근까지 일치된 의견을 내놓지 못했다. 메타 분석의 대상이 된 모든 연구가 트레이닝 경험 여부, 나이, 트레이닝 기간, 단백질 섭취 등 서로 전혀 다른 조건 아래에서 이루어졌기 때문이다.

그래서 2017년 맥마스터대학교의 모턴 박사팀은 단백질 보충제가 근육 트레이닝에 미치는 영향을 검증하기 위해 사상 최대 규모의 메타 분석을 실시했다. 1,863명의 데이터가 담긴 총 17개국, 49건의 연구 보고를 바탕으로 피험자와 검증 조건의 기준을 정돈했다.

대상자 항목에는 트레이닝 경험자와 미경험자, 45세 미만의 젊은이와 45세 이상의 고령자를 함께 넣었다. 그리고 근육 트레이닝 항목에는 '평균 주 3회×13±8주'라는 조건을 설정했다. 단백질 보충제는 종류에 상관없이 운동을 한 날에 '평균 20±18g(젊은층은 평균 36±30g, 고령자는 42±32g)'을 섭취한 자료를 추렸다. 이와 같은 조건들을 설정해 분석했더니 단백질 보충제는 근육 트레이닝에 의한 근육 비대와 근력 강화의 효과를 장기적으로 높인다는 결과가 나왔다.

이 메타 분석에서는 근육 트레이닝과 단백질 보충제의 관계에 대한 또 다른 중요한 사실이 담겨 있었다. 단백질 보충제의 효과는 '조건에 따라 달라질 수 있다'라는 점이다.

근력 강화의 측면에서 단백질 보충제를 섭취하면 최대 근력(1RM)이 증가하지만 실제로 그 효과량은 근육 트레이닝의 경험 여부에 따라 다르게 나타났다. 단백질 보충제를 섭취한 경험자에게는 근력 강화의 효과가 인정되었지만 미경험자에게는 유의미한 효과를 확인할 수 없었다. 또한 젊은층과 고령자 사이의 차이도 인정받지 못했다. 이로써 나이는 단백질 보충제로 인한 근력 강화의 효과에 영향을 미치지 않는다는 사실도 알게 되었다.

한편 근육 비대의 측면에서 살펴보면 모든 실험 대상자의 전신 근육량과 대퇴부의 근단면적이 눈에 띄게 증가했다. 하지만 이러한 효과는 나이에 따라 다른 결과가 나왔다. 젊은층은 단백질 보충제를 섭취하자 근육 비대가 촉진되었지만 고령자에게서는 그 효과가 미미했다. 나이가 들수록 근성장 저항성이 생겨 근단백질의 합성 능력도 낮아지기 때문이라고 보고 있다.

또한 근육 비대 역시 근력 강화의 경우와 마찬가지로 근육 트레이닝의 경험 여부에 따른 차이가 인정되었다. 경험자는 단백질 보충제를 섭취하고 근육 비대 효과가 높아졌지만 미경험자에게서는 효과가 별로 나타나지 않았다.

사상 최대 규모의 메타 분석이라고는 하지만 고령자에 한정된 연구 보고는 샘플의 수 자체가 적어서 추가 검증이 필요하다. 그러나 적어도 단백질 보충제의 섭취가 장기적인 근력 강화와 근육 비대 효과에 기여한다는 사실만은 분명해졌다. 또한 근력 강화의 효과는 트레이닝 경험 여부에 따라 달라지고, 근육 비대의 효과는 나이의 영향을 받는다는 사실도 알아냈다.

결론적으로 일련의 과학적 근거는 단백질 보충제가 근력 강화와 근육 비대의 장기적 효과에 기여한다는 사실을 보여주었으며, '단백질 보충제를 섭취하면 정말 근육 트레이닝의 효과를 높일 수 있을까?'라는 물음에 하나의 답을 제시했다.

단백질은 한꺼번에 많이 먹으면 소용없다

| 근육 트레이닝의 효과는 단백질 섭취 타이밍에 달렸다

최근 여기저기에서 '근육 트레이닝 후에 단백질을 섭취하는 것이 중요하다'라는 말을 듣고 그대로 실천하는 사람이 많을 것이다. 그런데 단백질을 언제 섭취하면 좋을지 타이밍까지 신경을 쓰는 사람은 얼마나 될까?

스포츠과학이나 스포츠영양학 전문가들은 무계획적인 단백질 섭취는 근육 트레이닝의 효과를 허사로 만들 가능성이 있다고 지적한다. 그러면 어떤 타이밍에 단백질을 섭취해야 근육 트레이닝의 효과를 극대화할 수 있을까?

호주 로열멜버른공과대학교의 아레타(Areta JL) 박사팀이 진행한 홍

미로운 실험을 살펴보자. 박사팀은 주 2회 이상 운동하는 20대를 모집한 다음 근육 트레이닝 후 12시간 동안 근단백질 합성률을 측정했을 때 어떤 변화가 생기는지 조사했다. 실험은 일주일에 걸쳐 진행되었다. 이때 박사팀은 피험자를 3개의 그룹으로 나누고, 단백질을 총 80g 섭취시켰다. 단, 각각 다른 시간에 양을 다르게 해서 섭취하도록 했다(도표 69).

》그룹 A : 단백질 40g을 6시간마다 섭취한다.

》그룹 B: 단백질 20g을 3시간마다 섭취한다.

》그룹 C: 단백질 10g을 1.5시간마다 섭취한다.

도표 69

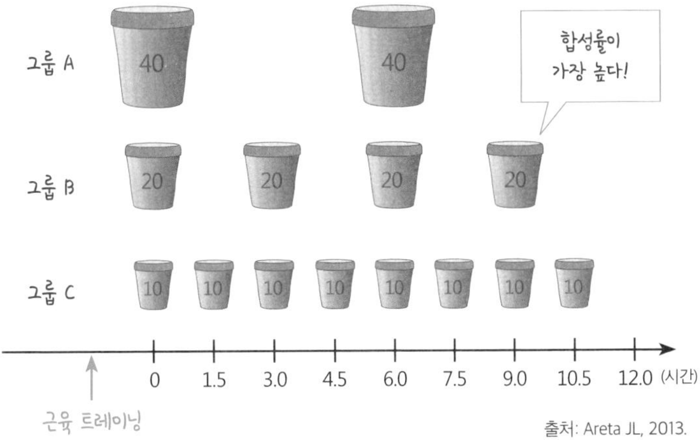

출처: Areta JL, 2013.

도표 70

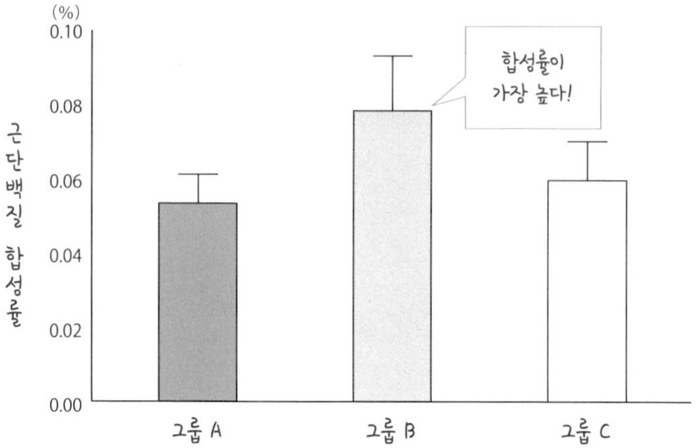

출처: Areta JL, 2013.

근단백질의 합성률을 비교했더니 그룹 B의 수치가 가장 높았다. 그룹 A와 그룹 C의 근단백질 합성률은 크게 늘지 않았다(도표 70). 이 실험으로 단백질은 3시간마다 섭취하는 것이 가장 좋다는 사실을 알아냈다. 하지만 현실적으로 3시간마다 단백질을 섭취하기는 어렵다. 바쁜 현대인이라면 더욱 그렇다.

그래서 미국 텍사스대학교 의학부의 마메로우(Mamerow MM) 박사팀은 현실적으로 실현 가능한 2가지 단백질 섭취 패턴을 설정하고 이에 따른 근단백질의 합성률을 검증했다.

우선 트레이닝 경험이 없는 피험자를 모집해 2개 그룹으로 나누

도표 71

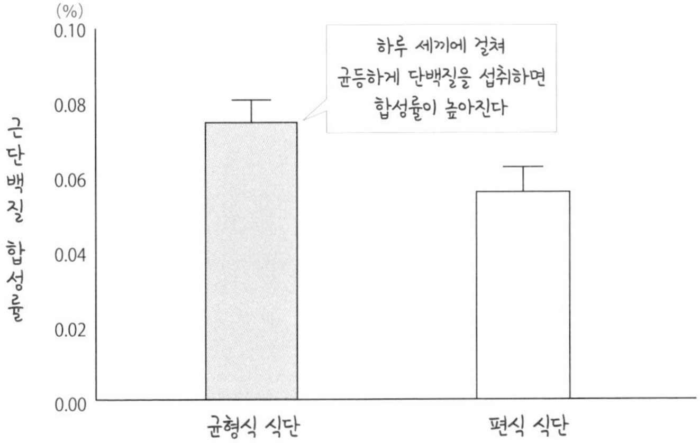

출처: Mamerow MM, 2014.

고, 한쪽에는 아침·점심·저녁에 같은 양의 단백질을 섭취하는 균형식 식단을 제공했다. 그리고 다른 쪽에는 아침·점심에 단백질을 조금, 저녁에 많이 섭취하는 편식 식단을 제공했다. 모두 하루에 섭취하는 단백질의 총량은 같다. 피험자는 단백질을 섭취하면서 근육 트레이닝을 병행했으며 실험은 일주일에 걸쳐 진행되었다.

그러자 근단백질의 합성률은 하루 후, 일주일 후 모두 균형식 식단을 제공받은 그룹에서 수치가 높게 나타났다. 즉, 꼭 3시간마다 단백질을 섭취하지 않더라도 하루 세끼에 걸쳐 균형 있게 단백질을 섭취하면 근육 트레이닝의 효과를 높일 수 있다는 의미다(도표 71).

| 단백질 보충제는 언제 섭취하면 좋을까?

근육 트레이닝 후 상승한 근단백질의 합성 감도는 24시간 동안 지속되므로, 앞서 설명한 검증 결과를 바탕으로 근단백질의 합성률을 높이려면 '근육 트레이닝 후 24시간 내에 하루 세끼, 끼니마다 균형 있게 단백질을 섭취하는 것이 중요하다'라는 결론이 나온다.

하지만 실제로는 식사만으로 근육 트레이닝의 효과를 높일 정도의 단백질을 섭취하기 어렵다. 그래서 단백질 보충제로 부족한 단백질을 채우는 사람도 많을 것이다.

이런 경우에 단백질 보충제는 식사 중에 섭취하는 것이 좋을까 아니면 식사와 식사 사이에 섭취하는 것이 좋을까? 어떤 방식을 취해야 근육 트레이닝의 효과를 극대화할 수 있을까? 2018년 미국 퍼듀 대학교의 허드슨(Hudson JL) 박사팀이 보고한 체계적 문헌 고찰에서 이 물음에 대한 답을 찾아보자.

박사팀은 근육 트레이닝 후의 식사와 단백질 보충제 섭취 방식을 다룬 34건의 연구 보고를 분석해, 2가지 섭취 방식(식사 중에 섭취, 식사와 식사 사이에 섭취)이 근육량과 지방량에 어떤 영향을 미치는지 검증했다. 그리고 매우 흥미로운 사실을 알아냈다.

섭취 방식에 따른 근육량의 대단한 차이는 확인되지 않았으며, 근육 비대 효과도 동일하게 나타났다. 한편 지방량의 경우에는 모두 감소하는 경향을 보였다. 특히 식사 중에 단백질 보충제를 섭취하는 경

도표 72

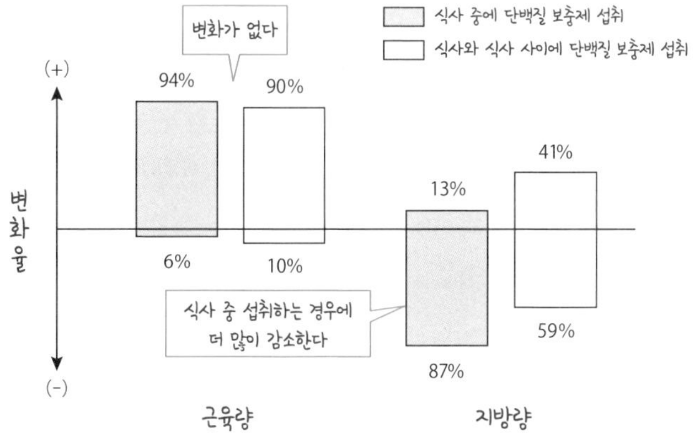

출처: Hudson JL, 2018.

우 지방량이 더 많이 감소했다(도표 72).

왜 이러한 결과가 나왔을까? 허드슨 박사팀은 '칼로리 조절'을 이유로 들었다. 다시 말해, 식사 중에 단백질 보충제를 섭취하는 경우에는 단백질 보충제의 칼로리로 인해 섭취하는 음식의 칼로리를 줄일 수 있던 것이다. 하지만 식사와 식사 사이에 단백질 보충제를 섭취하는 경우에는 칼로리의 총량을 조절하기 어려워 1일 칼로리 섭취 계획량을 초과하기 쉬웠다. 그래서 식사와 식사 사이에 단백질 보충제를 섭취하면 지방량의 감소 효과가 적다고 추측했다.

이로써 2가지 중요한 사실을 알 수 있다. 첫째, 식사와 단백질 보충제의 섭취 방식에 상관없이 근육은 트레이닝의 효과에 맞춰 비대해진다. 둘째, 지방량을 줄이려면 식사를 하는 중에 단백질 보충제를 섭취하는 편이 좋다.

허느슨 박사팀의 체계적 문헌 고찰은 대상 연령이 10~70대로 폭넓고 단백질 보충제의 종류도 유청단백질, 카제인단백질, 소이단백질로 다양하다. 식단이나 섭취한 칼로리도 명확하게 정해져 있지 않다. 그렇기 때문에 박사팀도 "앞으로는 더욱 구체적인 조건을 바탕으로 검증이 이루어져야 한다"라고 말한다.

어쨌든 근육 트레이닝의 효과를 극대화하려면 하루 세끼 중 어느 한 끼에 치우침 없이 적정량의 질 좋은 단백질을 섭취하는 것이 중요하다. 하지만 식사만으로 필요한 단백질 총량을 채우기 어려울 수도 있으니, 식사 중에 단백질 보충제를 함께 섭취하자. 그러면 근육 비대뿐 아니라 체중 감량 효과도 누릴 수 있다.

근육을 키우고 싶으면 자기 전에 단백질 보충제를 먹자

| 자는 동안에는 근단백질의 합성이 저하된다

근육 트레이닝 후 단백질 섭취의 가장 기본 방식은 '하루 세끼의 식사로 적정량을 섭취하는 것'이다. 그래도 부족한 경우에는 단백질 보충제로 부족한 양을 채우면 된다.

트레이닝 후에 상승한 근단백질의 합성 감도는 24시간 동안 지속된다. 따라서 저녁에 근육 트레이닝을 했으면 그날 저녁 식사와 다음날 아침, 점심에 양질의 단백질을 균형 있게 섭취해야 근육 트레이닝의 효과를 극대화할 수 있다. 그렇다면 자는 동안에는 어떤 일이 벌어질까? 일반적으로 근단백질은 합성과 분해를 반복하지만 자는 동안에는 대체로 분해 작용만 일어난다(도표 73).

도표 73

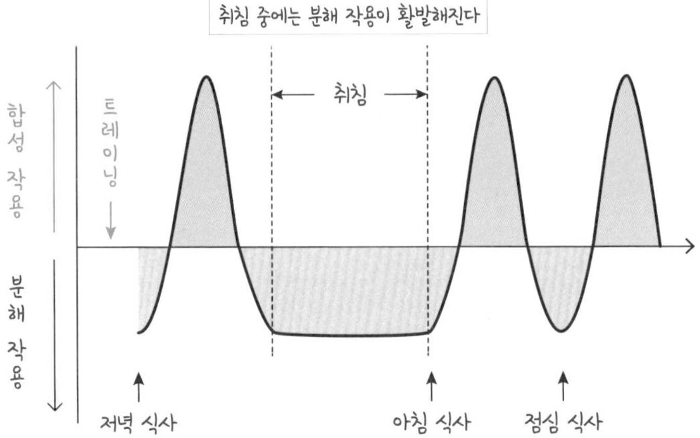

근육 트레이닝으로 근단백질의 합성 감도를 높인 후 자기 전에 단백질을 섭취하면 합성 작용이 활발해질까? 2008년 네덜란드 마스트리흐트대학교의 빌렌(Beelen M) 박사팀은 자기 전에 단백질 보충제를 섭취하면 어떤 변화가 일어나는지 조사했다.

박사팀은 근육 트레이닝 경험이 있는 남성을 모집해 운동을 시켰다. 그러고 나서 자기 전에 20~25g의 단백질 보충제를 섭취하는 그룹과 물만 섭취하는 그룹으로 나눴다. 잠자리에 든 시점부터 9시간 뒤에 근단백질의 합성 작용을 측정했는데 차이가 나타나지 않았다.

일반적으로 단백질을 섭취하면 근단백질의 합성 작용이 높아지지만 자기 전에는 단백질을 섭취해도 변화가 없던 것이다. 빌렌 박사팀과 같은 소속인 그로엔(Groen BB) 박사팀은 생체리듬(circadian rhythm) 때문에 이러한 결과가 나온다고 추측했다.

우리 몸의 생명 활동을 조절하는 수면, 각성, 혈압, 체온, 호르몬 분비와 같은 기능은 약 24시간 주기에 맞춰 돌아가는데, 이를 생체리듬 또는 하루주기리듬이라고 하며 체내 시계라고도 부른다. 지구상의 거의 모든 생명체는 생체리듬에 맞춰 산다. 이 리듬이 깨지면 수면 시간이나 컨디션도 함께 흐트러져 병에 걸리기 쉽다.

단백질(아미노산)을 흡수하는 장 운동도 생체리듬의 영향을 받는다. 일반적으로 많은 영양을 섭취하는 낮에는 장 운동이 활발해지고 밤이 될수록 장 운동이 느려지므로 자는 동안에는 장내의 단백질 흡수 기능이 약해진다.

| 자는 동안에도 근단백질의 합성을 촉진할 수 있다

생체리듬을 고려하면 자는 동안에 근단백질의 합성을 높이는 것은 어려워 보인다. 이러한 상황에서 그로엔 박사팀은 '20~25g의 단백질을 섭취해서는 근단백질의 합성을 촉진하기 힘들다'라는 가설을 세운 뒤 새로운 검증에 나섰다.

이들은 자고 있는 피험자에게 코위영양관(코에서 위까지 튜브를 통과시키는 의료 과정)을 삽입해 단백질을 섭취하게 한 후 근단백질의 합성 반응을 살펴보았다. 피험자에게는 다소 힘겨운 과정이었겠지만 단계적으로 섭취량을 늘려가다가 단백질을 40g까지 늘리자 근단백질의 합성 작용이 촉진되었다.

같은 마스트리흐트대학교의 레스(Res PT) 박사팀은 그로엔 박사팀의 연구 보고를 바탕으로 다음과 같은 검증을 진행했다. 이들은 20대 남성을 모집해 저녁에 근육 트레이닝을 시키고, 자기 전에 카제인단백질 40g을 섭취하는 그룹과 물을 섭취하는 그룹으로 나눴다. 그리고 잠자리에 든 시점부터 7시간이 지난 뒤에 근단백질의 합성 작용을 측정했다.

그 결과, 물만 섭취한 그룹에 비해 카제인단백질을 섭취한 그룹에서 근단백질의 합성 작용이 22%나 높게 일어났다. 근육 트레이닝 후 자기 전에 40g의 단백질을 섭취했더니 자는 동안 장 운동이 느려졌음에도 불구하고 근단백질의 합성이 촉진된 것이다.

취침 전 단백질 섭취가 장기적으로 근육량에 미치는 영향에 대해 검증한 실험도 있다. 마스트리흐트대학교의 카터 박사팀은 근육 트레이닝 경험이 있는 젊은이를 모집해 운동을 시키고, 자기 전에 한쪽 그룹에는 카제인단백질 30g을, 다른 그룹에는 물을 섭취하게 했다. 이 과정을 12주 동안 계속한 결과, 카제인단백질을 섭취한 그룹은 물을 섭취한 그룹에 비해 대퇴사두근의 근육이 커지고 근력도 강화되었다.

즉, 근육 트레이닝을 하고 나서 자기 전에 단백질을 섭취하면 일시

도표 74

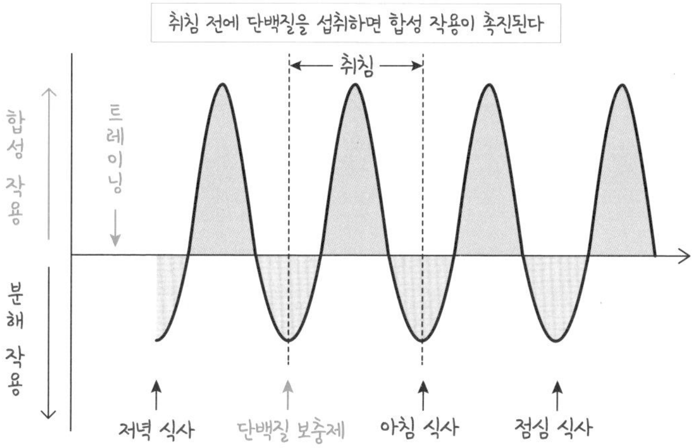

출처: Lew QJ, 2017.

적인 근단백질의 합성 작용을 높일 뿐 아니라 이러한 효과가 장기적으로도 지속되어 근육이 더욱 비대해질 가능성이 있는 것이다.

여기까지의 내용을 정리해보겠다. 근육 트레이닝 후 24시간 내에 하루 세끼의 식사와 단백질 보충제로도 충분한 단백질을 섭취하길 권하며, 단백질 섭취량이 부족하면 자기 전에 단백질을 섭취해 근육 트레이닝의 효과를 극대화하길 추천한다(도표 74).

| 근육 트레이닝은 저녁에 해야 효과적이다

근육 트레이닝을 아침에 하는 사람도 있고 퇴근 후 저녁에 하는 사람도 있을 것이다. 그러면 하루 중 언제 근육 트레이닝을 해야 자기 전에 섭취한 단백질의 효과를 최대로 높일 수 있을까?

2016년 마스트리흐트대학교의 트로멜렌(Trommelen J) 박사팀은 20대 피험자를 몇 개의 그룹으로 나눈 다음 다른 시간대에 근육 트레이닝을 시키고, 자기 전에 같은 양의 단백질을 섭취하도록 했다. 그 결과, 저녁에 운동한 그룹은 다른 시간대에 운동한 그룹보다 근단백질의 합성률이 30% 이상 높았다.

이후 네덜란드 식품영양학 첨단연구소의 홀베르다(Holwerda AM) 박사팀이 위의 연구에 대해 추가 검증을 진행해 같은 결과를 내놓았다. 그러므로 처음 물음에 대해서는 '근육 트레이닝은 저녁에 해야 가장 효과적이다'라고 답할 수 있다.

국제스포츠영양학회에서는 자기 전에 섭취하는 단백질 보충제로는 카제인단백질이 가장 적합하다고 말한다. 카제인단백질은 소화·흡수되는 속도가 완만해서 섭취 후 약 6시간 동안 혈액 내의 아미노산 농도를 높게 유지할 수 있기 때문이다.

근육 트레이닝 후 상승한 근단백질의 합성 감도는 최소 24시간 동안 지속된다. 이 사실을 알면서도 이제까지 하루 일과 중 큰 비중을 차지하는 취침 시간의 중요성은 간과해왔다. 취침 전 단백질 섭취에 따른 효과에 대해서는 근거 수준이 높은 메타 분석으로 더 많은 검증이 이루어져야 한다. 그렇지만 하루 세끼의 식사와 단백질 보충제로도 충분한 단백질을 섭취하지 못하고 있다면 취침 전에 단백질을 섭취해보자. 근육 트레이닝의 효과를 높이는 비장의 카드를 얻게 될 것이다.

단백질을 많이 섭취하면 신장이 나빠진다?

| 70년을 이어온 단백질 과다 섭취에 대한 논란

1948년 미국 미네소타대학교의 토머스 아디다스 박사팀이 '단백질을 많이 섭취하면 신장이 나빠지지는 않을까?'라는 의문을 제기했다. 그 후 70년이 넘도록 전 세계에서 단백질 섭취와 신장의 관계에 대한 논의가 이루어졌지만 아직도 명확한 답을 찾지 못했다. 명확한 답이 없는 건강 문제는 언론에서 좋아할 만한 이야깃거리이기 때문일까? 최근에는 '단백질을 과다 섭취하면 신장이 나빠진다'라는 식으로 과도하게 몰아붙이는 기사도 눈에 띈다.

왜 명확한 답을 찾지 못할까? 문제를 검증하는 과정에서 윤리적 문제에 부딪히기 때문이다. 이 책의 서두에서 언급했듯이 사람을 대상으로 이루어지는 임상 연구는, 실험적 치료처럼 피험자에게 적극적으로 개입하는 개입 연구와 별다른 개입 없이 피험자에게 생기는 변화를 관찰하는 관찰 연구로 나눌 수 있다. 그런데 과학적으로 강력한 근거를 제시하려면 비교의 질이 높은 개입 연구를 해야 한다.

단백질을 과다 섭취하면 신장이 손상된다는 가설을 검증하려면 무작위로 피험자를 고른 다음 대량의 단백질을 섭취하는 그룹과 적정량을 섭취하는 그룹으로 나눠서 장기적인 섭취에 따른 효과를 측정해야 한다. 이렇게 하면 당연히 대량의 단백질을 섭취하는 그룹의 신장이 손상될 가능성이 생긴다. 임상 연구는 피험자의 건강을 지킨다는 전제하에 진행되어야 하므로 건강을 해칠 가능성이 있는 연구는 허용되지 않는다. 그래서 단백질 섭취와 신장의 관계를 둘러싼 개입 연구가 윤리적으로 불가능하다.

그러나 연구자들도 가만히 손 놓고 있지는 않았다. 개입 연구가 불가능한 상황에서 이를 보완할 만한 대규모 관찰 연구를 진행해, 지침으로 삼을 만한 경향성을 찾아내기 위해 분투 중이다.

| 신체에 더없이 중요한 신장의 구조와 기능

신장은 호르몬 생산, 혈압 조절과 같은 다양한 기능을 수행한다. 그중에서도 가장 중요한 기능은 혈액을 여과하고 소변으로 바꿔서 노폐물, 염분, 불필요한 수분을 몸 밖으로 배출하는 기능이다.

신장으로 들어온 혈액은 네프론(nephron, 신장의 구조적·기능적 기본 단위-옮긴이)에서 여과된다. 네프론은 모세혈관이 털 뭉치처럼 뒤엉킨 사구체와 여과된 소변(원뇨)이 흐르는 요세관으로 이루어져 있다. 사구체에서 여과된 원뇨에는 노폐물 외에도 아미노산, 당분, 염분이나 칼륨, 인, 마그네슘과 같은 전해질이 들어 있다. 그래서 요세관을 통과할 때 원뇨의 99%는 몸 안으로 재흡수되고, 노폐물이나 불필요한 수분은 소변이 되어 몸 밖으로 배출된다.

필요 이상으로 과다하게 섭취해도 쓰이지 않는 단백질은 보통 신장에서 여과되어 노폐물로 배출된다. 하지만 지속적으로 과다하게 섭취하면 서서히 신장에 무리가 간다. 동물 실험에서는 단백질을 과다 섭취하면 사구체의 여과 기능에 부담이 생겨 신장이 손상되는 것으로 나타났다. 사구체의 여과 기능이 저하되어 노폐물 등을 충분히 배출하지 못하는 상태를 신부전이라고 부른다. 지속적으로 다량의 단백질을 섭취하면 증세가 더욱 악화되므로 신부전을 치료할 때는 단백질 섭취를 제한하는 식사 요법을 중시한다.

여러 지식인과 언론은 이러한 동물 실험 결과와 신부전의 식사 요법을 근거로 '단백질을 대량으로 섭취하면 신장이 손상된다'라고 주장한다. 하지만 우리가 짚고 넘어가야 할 문제의 본질은 '건강한 사람이 단백질을 과다 섭취해도 신장이 손상될까?'이다.

| 70년 동안 계속된 논란에 파문을 일으킨 연구 보고

2003년 미국 하버드대학교의 나이트(Knight EL) 박사팀은 신장 기능이 정상이거나 경도 저하로 진단받은 1,624명을 대상으로 단백질 섭취 상태가 신장 기능에 어떤 영향을 미치는지 11년간 추적 조사를 했다. 그 결과, 신장 기능이 정상인 경우에는 단백질 섭취량이 신장 질환에 영향을 미치지 않지만 신장 기능이 저하된 경우에는 과도한 단백질 섭취가 신장 질환의 진행을 가속화하는 것으로 나타났다.

그런데 이 결과를 부정하는 연구 보고가 2010년에 발표되었다. 미국 보스턴브리검여성병원의 린(Lin J) 박사팀은 신장 기능이 정상인 여성 3,348명을 대상으로 단백질 섭취 상태와 신장 기능에 관한 추적 조사를 11년에 걸쳐 실시했다. 그러자 고단백질의 식사를 정기적으로 계속하면 신장 기능이 저하될 가능성이 있다는 결과를 얻었다. 린 박사팀의 연구 이후로 단백질의 대량 섭취와 신장의 손상 여부에 관한 논의는 점점 격렬해졌다.

그리고 2011년, 마찬가지로 린 박사팀이 재차 논의에 파문을 일으킬 연구 보고를 내놓았다. 이들은 신장 기능이 정상인 여성 3,121명을 대상으로, 자주 섭취하는 단백질의 식품원을 기준 삼아 3개의 그룹(서양식, 건강식, 고혈압식)으로 나누고 11년 동안 추적 조사를 진행했다. 그 결과, 신장 질환을 일으킬 위험이 가장 높은 식단은 서양식으로 밝혀졌다(도표 75).

도표 75

서양식	적색 육류(쇠고기, 돼지고기, 양고기 등), 가공육, 과자
건강식	과일, 채소, 콩류, 생선, 백색 육류(닭고기 등)
고혈압식	채소, 과일 중심

| 적색 육류의 과잉 섭취가 신장에 미치는 영향

2017년에 단백질의 섭취 상태와 신장 기능에 관한 전례 없는 대규모 조사 결과가 보고되었다. 싱가포르의 의료 기관인 싱헬스의 루(Lew QJ) 박사팀은 남녀 63,257명을 대상으로 단백질의 식품원이 신장 질환을 발병시키거나 말기 신장 질환으로 악화시키는 데 어떤 영향을 미치는지 15년 6개월에 걸쳐 추적 조사를 진행했다.

그리고 '적색 육류를 섭취할수록 신장 질환이 발병하거나 말기 신장 질환으로 악화될 위험이 커진다'라는 사실을 알아냈다. 또 하루에 한 끼 섭취하는 적색 육류를 백색 육류나 생선 등으로 대체하자, 신장 질환의 악화 위험이 최대 62.4% 감소되었다고 한다(도표 76).

같은 시기에 독일 뷔르츠부르크대학교의 해링(Haring B) 박사팀은 건강한 남녀 11,952명을 대상으로 단백질 식품원과 신장 질환의 발병 위험에 관해 24년에 걸쳐 추적 조사를 하고 결과를 발표했다. 그

도표 76 적색 육류 대비 위험도의 변화율

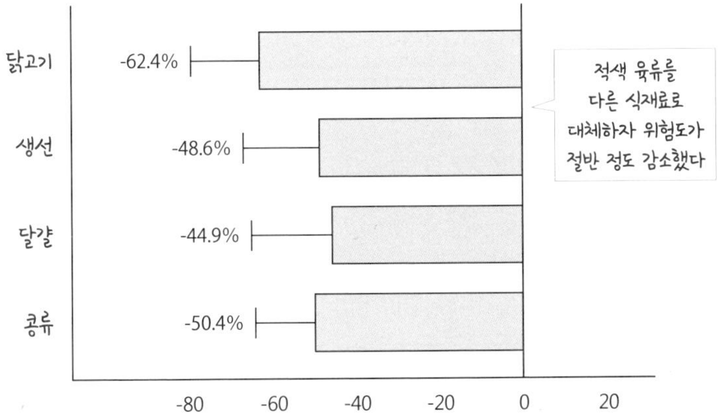

출처: Lew QJ, 2017.

안에는 '신장 질환의 발병 위험은 적색 육류의 섭취량에 비례해 증가한다'와 같은 기존의 연구 결과를 뒷받침하는 내용도 있었고, '백색 육류, 견과류, 콩류, 유제품의 섭취량을 늘리면 신장 질환의 발병 위험이 낮아진다'라는 내용도 함께 담겼다.

2017년 덴마크 코펜하겐대학교의 캠퍼(Kamper AL) 박사팀은 앞서 언급한 일련의 연구 결과들을 분석했다. 그리고 '적색 육류를 과다하게 섭취하면 신장이 손상될 수 있다', '백색 육류나 유제품에 든 단백질은 신장을 손상시키지 않는다'와 같은 결론을 도출해냈다. 덧붙여 적색 육류는 소화되는 과정에서 산을 생성하는데, 산이 신장에 독성으로 작용해 신장이 손상될 가능성이 있다고 지적했다.

단백질 섭취와 신장을 둘러싼 개입 연구는 윤리적으로 실현하기 어려운 탓에 과학적으로 신뢰성 높은 근거는 아직 나오지 않았다. 하지만 스포츠과학과 스포츠영양학은 최신 IT 기술을 활용한 전례 없는 대규모 관찰 연구를 거듭해 단백질 섭취에 관한 지침을 제시하고 있다.

》적색 육류(쇠고기, 돼지고기, 양고기 등)는 신장을 손상시킬 수 있다.

》우유단백질(유제품)은 닭고기 같은 백색 육류나 생선과 마찬가지로 신장을 거의 손상시키지 않는다.

》적색 육류를 과다 섭취하지 않으면 하루에 1.62g/kg 정도의 단백질은 섭취해도 신장이 손상될 가능성은 낮다.

이러한 지침을 참고하여 단백질 섭취 상태를 반드시 점검해보기 바란다.

단백질과 탄수화물의 조합은 의미가 없다?

| 근육 트레이닝 후 단백질과 탄수화물을 함께 섭취하면 좋을까?

최근 근육 트레이닝의 효과를 높이는 영양소로 탄수화물이 주목받고 있다. 한 TV 프로그램에서는 근육 트레이닝 이후 단백질과 탄수화물을 함께 섭취하자 근육 트레이닝의 효과가 2배로 뛰었다고 방송했다. 다른 미디어에서도 근육 트레이닝 전후에 단백질과 탄수화물을 함께 섭취하라는 내용을 적극적으로 소개하고 있다.

근육 트레이닝 전후에 탄수화물을 섭취하면 정말 효과적일까? 이러한 견해의 근거로 활용된 인체의 메커니즘을 먼저 살펴보자.

우리 몸에서 에너지를 만들어내는 3대 영양소는 단백질, 탄수화물, 지방이다. 단백질은 장기, 피부, 머리카락, 혈액, 효소 등의 원료이며 탄수화물과 지방은 인체를 움직이는 에너지원으로 쓰인다.

탄수화물의 성분은 크게 당질과 식이섬유로 나뉜다. 당질은 몸 안에서 소화·흡수되지만 식이섬유는 소화되지 않고 그대로 몸 밖으로 배출된다. 따라서 소화·흡수의 관점에서 보면 '탄수화물은 곧 당질'을 의미한다. 당질 제한식 다이어트를 할 때 쌀과 같은 탄수화물의 섭취를 삼가라고 말하는 것도 이러한 이유 때문이다.

탄수화물에 들어 있는 당질은 단백질과 마찬가지로 위와 십이지장을 지나면서 소화 효소에 의해 분해되고, 소장에서 다시 단당류인 글루코스로 분해된 다음 흡수된다. 그 후 혈액에 녹아든 글루코스는 문맥을 통해 간으로 운반된다. 에너지로 바로 쓰일 양은 다시 혈액으로 방출되며 그 외에는 글리코겐의 형태로 저장된다.

혈액의 글루코스를 소비해 혈당치(혈중 당의 농도)가 떨어지면 우리 몸은 저장되어 있던 글리코겐을 분해해 혈액으로 내보낸다. 반대로 혈당치가 상승하면 이자에서 인슐린을 분비한다. 인슐린이 작용하면 글루코스는 근육세포로 흡수되어 글리코겐의 형태로 저장된다(도표 77).

근섬유에 들어 있는 아데노신삼인산(ATP, adenosine triphosphate)이 분해돼야 근육을 수축할 수 있다. 운동을 오래 계속하려면 몸 안에서 끊임없이 ATP를 분해해 에너지를 만들어내야 한다. 그런데 우리 몸은 ATP를 소량만 축적할 수 있다. 축적한 ATP를 다 쓰면 다시 공급해야 한다. 근육이 ATP를 공급하는 방식은 크게 3가지로 크레아틴

도표 77

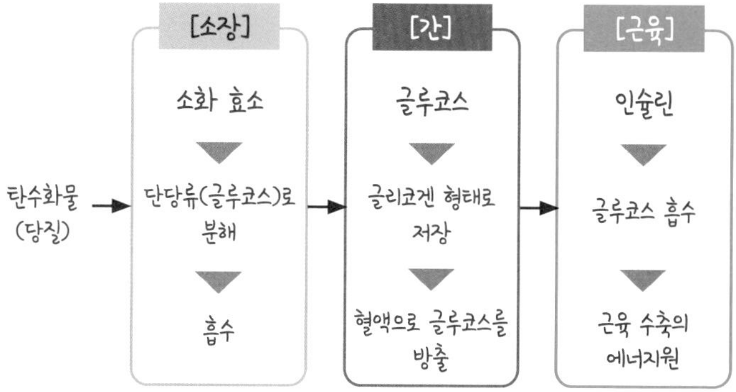

인산(CP, creatine phosphate) 분해, 해당 작용(glycolysis), 산화적 인산화(oxidative phosphorylation)가 있다.

역도처럼 매우 단시간에 끝나는 고강도 운동을 하면 우리 몸은 근육에 들어 있는 크레아틴인산을 분해해 ATP를 만들어낸다. 일반적인 근육 트레이닝처럼 1분 정도 지속되는 고·중강도의 운동을 하면 근육에 들어 있는 당이 분해되어 ATP가 공급된다(해당 작용). 이 2가지 방법은 산소가 없어도 ATP를 공급할 수 있다. 한편 달리기처럼 장시간 지속되는 저강도 유산소 운동을 하면 근육에 들어 있는 미토콘드리아가 산소를 원료로 삼아 ATP를 만들어낸다(산화적 인산화).

고·중강도로 근육 트레이닝을 할 때는 단시간에 많은 에너지가 필요하다. 그렇기 때문에 '에너지원이 고갈되지 않도록 근육 트레이닝 전에 탄수화물(당질)을 섭취하는 것이 중요하다'라는 견해가 나온 것이다.

| 인슐린이 근단백질에 미치는 효과

인슐린은 글루코스가 근육세포로 흡수되도록 돕는 것 외에도 중요한 역할을 맡고 있다. 근단백질은 24시간 내내 합성과 분해를 반복하는데 두 작용이 균일하게 일어남으로써 현재의 근육량이 유지된다. 지금보다 근육을 더 키우려면(근육 비대) 근단백질의 합성이 분해를 넘어서야 한다. 이때 근육 트레이닝으로 근단백질의 합성 감도를 높인 후 단백질을 섭취해서 근단백질의 합성을 촉진해야 한다는 것이 전제 조건이다. 근단백질의 합성을 촉진할 뿐 아니라 분해를 억제하도록 돕는 물질이 인슐린이다.

최근 인슐린이 근단백질의 합성을 촉진하고 분해를 억제하는 엠토르 단백질을 활성화한다는 사실이 밝혀졌다. 근육 트레이닝 후 단백질과 함께 탄수화물을 섭취하면 혈당치가 상승해 인슐린이 분비된다. 그러면 엠토르가 활성화되어 근단백질의 분해는 억제되고 합성은 촉진된다. 이로써 근육 비대 효과가 극대화된다. 이러한 원리가 '근육 트레이닝 후 단백질과 탄수화물을 섭취하면 좋다'라는 가설의 근거다.

그런데 이 가설에 이의가 제기되었다. 2016년 미국 뉴멕시코대학교의 에스코바르(Escobar KA) 박사팀은 근육 트레이닝과 탄수화물에 관한 여러 건의 연구 보고를 분석한 뒤 그 결과를 정리해 "단백질을 충분히 섭취하면 인슐린이 근단백질의 합성과 분해에 미치는 효과는 대체 가능하다. 따라서 근육 트레이닝 후 단백질과 함께 탄수화물을 섭취할 필요는 없다"라고 말했다.

에스코바르 박사팀이 기존의 가설에 맞서는 이유는 그럴 만한 최신 과학적 근거가 있기 때문이다. 사실 다양한 분야에서 최신 기술을 활용해 연구를 진행하면서, 기존에 당연하다고 여기던 근단백질에 대한 인슐린의 효과가 전면적으로 재검토되었다.

일례로 2016년 영국 노팅엄대학교에서 보고된 메타 분석에 따르면 인슐린이 근단백질의 합성을 촉진하는 효과는 그리 높지 않은 것으로 나타났다. 현재는 인슐린이 근단백질의 합성에는 거의 영향을 미치지 않으며, 주로 분해 작용을 억제하는 역할을 한다는 분석이 확산되고 있다.

에스코바르 박사팀은 탄수화물로 인슐린의 분비를 촉진하지 않아도 단백질을 충분히 섭취하면 근육 트레이닝의 효과를 극대화할 수 있다고 덧붙였다.

| 근육 트레이닝에 당질은 불필요하다는 견해를 지지하는 근거

앞서 이루어신 베타 분석을 뒷받침하는 연구 결과도 보고되고 있다. 2011년 맥마스터대학교에서는 실험을 진행했다. 연구팀은 피험자에게 니 익스텐션을 8~12RM의 강도로 4세트를 시켰다. 그러고 나서 유청단백질(25g)만 섭취하는 그룹과 유청단백질과 당질(말토덱스트린 50g)을 함께 섭취하는 그룹으로 나누고, 근단백질의 합성률과 분해율을 측정했다. 그런데 실험이 진행되면서 두 그룹 사이에 의미 있는 차이가 없었다.

핀란드 이위베스퀼래대학교에서는 단백질과 탄수화물을 함께 섭취했을 때 장기적으로 어떤 효과가 나타나는지 연구했다. 연구팀은 피험자에게 4주간의 예비 트레이닝을 시킨 후 유청단백질(30g)만 섭취하는 그룹, 당질(말토덱스트린 50g)만 섭취하는 그룹, 유청단백질과 당질을 함께 섭취하는 그룹으로 나누고 12주 동안 실험을 진행했다. 일주일에 2~3회 전신 트레이닝을 시키고, 트레이닝 전후에 전신과 대퇴사두근의 근육량을 측정했다.

그러자 모든 그룹에서 전신의 근육량이 증가하고 대퇴사두근의 근육이 비대해졌다. 하지만 유청단백질만 섭취한 그룹과 유청단백질과 당질을 함께 섭취한 그룹의 근육량 증가율 사이에는 큰 차이가 나타나지 않았다.

이러한 연구 결과를 바탕으로 에스코바르 박사팀은 '단백질과 탄수화물을 함께 섭취했을 때의 효과는 단백질 섭취량으로 결정된다', '단백질을 충분히 섭취하면 인슐린이 근단백질의 합성에 미치는 추가적 효과는 미미할 것이다'라는 견해를 내놓았다. 덧붙여 국제스포츠영양학회에서도 2017년에 보고한 공식 견해를 통해 에스코바르 박사팀의 의견을 지지했다.

앞서 언급한 여러 연구 보고들을 두고 근거 수준이 매우 높다고 말할 수 없다. 하지만 이들 연구 덕분에 단백질을 충분히 섭취하면 인슐린이 근단백질의 합성에 미치는 효과는 대체할 수 있다는 사실을 알게 되었다.

비록 근단백질의 합성에 미치는 효과는 낮지만 당질을 섭취하면 근육 내의 글리코겐이나 손상된 근육을 회복하는 데 도움이 된다. 당질의 이러한 효과는 평소 운동량이 많은 사람이라면 특히 염두에 두어야 한다. 근단백질에 미치는 효과뿐 아니라 당질의 이점을 종합적으로 고려해 탄수화물 섭취 여부를 결정하기 바란다.

무지방우유 대신
지방이 담긴 전유를 고르자

| 단백질 보충제를 섭취하기 전에 식단부터 점검하자

100세 시대에 들어선 오늘날에는 건강을 생각해 운동을 하는 사람이 늘고 있다. 그래서인지 '건강한 몸 만들기'의 일환으로 단백질 보충제를 섭취하는 사람도 많아졌다. 이전에 비해 맛도 다양하고 마시기 쉬운 제품들이 나오면서 단백질 보충제 시장은 꾸준히 확대되었으며, 2017년 기준 성장률은 연 6.3%로 추산한다.

단백질 보충제를 마시면 필요한 영양소를 효율적으로 섭취할 수 있다. 하지만 그것은 어디까지나 부족한 영양소를 보충하기 위한 것이므로, 우리 몸에 제대로 영양소를 공급하려면 하루 세끼의 식사에 중점을 두어야 한다. 영양적으로 균형 잡힌 식사를 소홀히 하면 근육 트레이닝의 효과도 오르지 않기 때문이다.

미국 워싱턴대학교의 블릿(Vliet SV) 박사팀은 식품으로 섭취하는 단백질의 중요성에 초점을 맞추고 연구를 진행했다. 2018년 2월, 근육 트레이닝의 효과를 높이는 식품을 다룬 여러 건의 연구를 분석한 후 보고서에 "최근에는 단백질이 분리된 상태로 존재하는 단백질 보충제에 주목하지만 일반적으로 우리는 식품으로 단백질을 섭취한다. 따라서 근육 트레이닝의 효과를 높이는 식품 섭취 방법은 연구할 만한 가치가 충분하다"라고 적었다.

덧붙여 블릿 박사팀은 식품 자체가 근육 트레이닝의 효과를 높이는 상승 작용을 한다는 점에 주목하고 먼저 우유의 효과를 조사했다.

| 간과하기 쉬운 우유의 효능

우유에는 단백질을 비롯한 지방, 탄수화물, 비타민, 미네랄(칼슘, 인, 칼륨 등)이 골고루 담겼다. 특히 리신을 포함해 근단백질의 합성에 빼놓을 수 없는 필수 아미노산이 풍부하게 들어 있다(도표 78).

게다가 우유를 마시면 인슐린의 분비도 촉진된다. 인슐린은 근단백질의 분해를 억제하는 효과가 있으므로 근육 트레이닝 후에 우유를 마시라고 권장하는 전문가도 있다. 하지만 최근에는 우유에 들어 있는 지방 성분을 꺼리는 사람이 늘면서 저지방우유나 무지방우유

도표 78

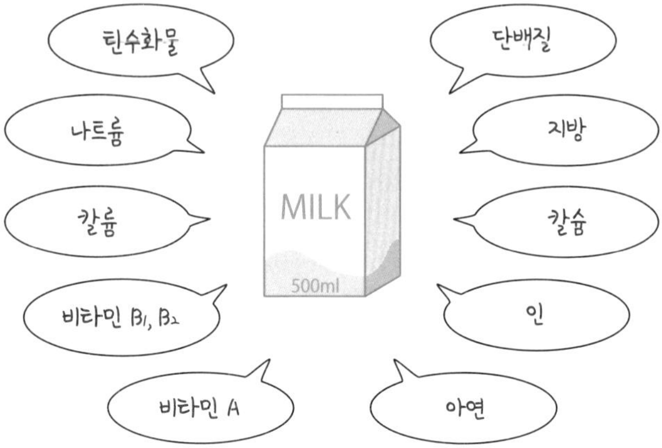

를 선호하는 추세다. 근육 트레이닝 후 지방을 제거하지 않은 자연 상태의 우유인 전유와 지방을 제거한 저지방우유 또는 무지방우유를 마셨을 때, 근단백질의 합성에는 어떤 차이가 있을까?

미국 텍사스대학교 의학부의 엘리엇(Elliot TA) 박사팀이 답을 내놓았다. 이들은 트레이닝 경험이 없는 피험자에게 레그 익스텐션을 1RM의 80%로 8회씩 총 10세트를 시켰다. 그 후 전유를 섭취하는 그룹과 무지방우유를 섭취하는 그룹으로 나누고, 트레이닝 1시간 후 8온스(약 237ml)의 우유를 섭취시킨 다음 6시간에 걸쳐 근단백질 합성량을 측정했다. 그러자 전유를 마신 그룹은 무지방우유를 마신 그룹

도표 79

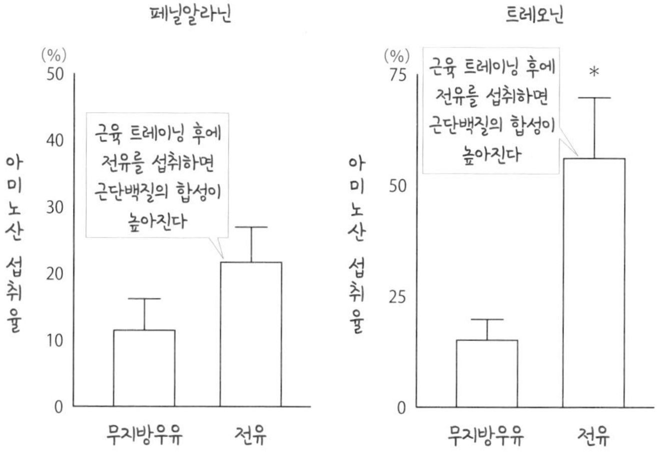

출처: Elliot TA, 2006.

에 비해 필수 아미노산인 페닐알라닌과 트레오닌의 섭취율이 증가했다. 이 실험은 근단백질의 합성을 높이려면 트레이닝 후 전유를 섭취하는 게 효과적이라는 사실을 증명해냈다(도표 79).

| 전유는 근육통을 완화시키는 효과가 있다

전유가 근육 트레이닝 후의 근단백질 합성을 높이는 까닭은 전유에 들어 있는 포화지방산인 팔미테이트(palmitate) 때문이다. 어떤 연구자는 팔미테이트가 근단백질의 합성을 촉진하는 스위치로 여겨지는 엠토르를 활성화한다고 보고했다. 그래서 전유를 섭취하면 근육 트레이닝 후 근단백질의 합성이 높아지는 것이라고 추측한다.

최근에는 전유가 근육 트레이닝 후에 생기는 지연성 근육통을 완화시키는 데 도움이 된다는 연구 결과도 보고되었다. 아일랜드 칼로 공과대학교의 랜킨(Rankin P) 박사팀은 남녀 운동선수를 대상으로 근육 트레이닝 후 전유 500ml를 섭취했을 때 근육 손상이 어느 정도 회복되는지 검증했다. 그 결과, 남녀 모두 플라시보 음료를 마셨을 때보다 전유를 마신 경우에 근육의 회복이 빨라지고 근육통이 완화되었으며 통증도 감소한 것으로 나타났다.

워싱턴대학교의 블릿 박사는 이와 같은 일련의 연구 결과를 분석한 후 발표한 보고서에서 "근육 트레이닝 후에 부족한 단백질을 공급하려는 경우에는 단백질 보충제를 섭취하는 것이 가장 효율적이다. 다만, 금전적인 문제도 있고 맛도 취향을 타므로 개인의 기호에 따라 잘 맞지 않을 수도 있다. 일반적인 영양소 공급은 식사를 통해 이루어지므로 앞으로는 달걀이나 우유와 같은 식품의 상승 작용에 대해 더욱 많은 검증이 진행되어야 한다"라고 말했다.

현재 근육 트레이닝 후 식품으로 단백질을 섭취하는 경우의 효과에 관한 연구는 단백질 보충제와 관련된 연구에 비해 수적으로나 질적으로나 부족한 실정이다. 우유에 관한 연구도 이를 뒷받침할 강력한 근거가 부재한 상황이므로, 근거의 신뢰성을 높이려면 장기적인 효과를 검증하거나 무작위 대조 시험으로 개입 연구를 진행해 검증의 폭을 넓힐 필요가 있다.

그런 의미에서 단백질 보충제만 중시하는 요즘의 상황에 파문을 일으킨 블럿 박사팀의 연구 보고는 매우 중요하고 흥미롭다. 이는 우유를 비롯해 매일 먹는 음식의 중요성을 다시 돌아보게 만드는 계기가 되어줄 것이다.

달걀은 노른자까지 통째로 먹어라

| 달걀은 완전영양식품이다

1976년 영화배우 실베스터 스탤론(Sylvester Stallone)의 대표작 〈록키(Rocky)〉가 공개되었다. 재능은 있지만 방탕한 생활을 일삼던 복서 록키 발보아는 뜻하지 않게 세계 챔피언과 대결할 절호의 기회를 얻는다. 처음에는 출전을 망설였지만 사랑하는 사람을 위해 마음을 단단히 먹고 철저히 몸을 단련한다.

이 영화를 대표하는 장면 중 날달걀을 연달아 컵에 던져 넣고 단숨에 마시는 장면이 있다. 록키는 격렬한 훈련을 이겨내기 위해 달걀로 단백질을 섭취했는지도 모른다. 원래부터 달걀은 완전영양식품으로 알려져 있다.

도표 80

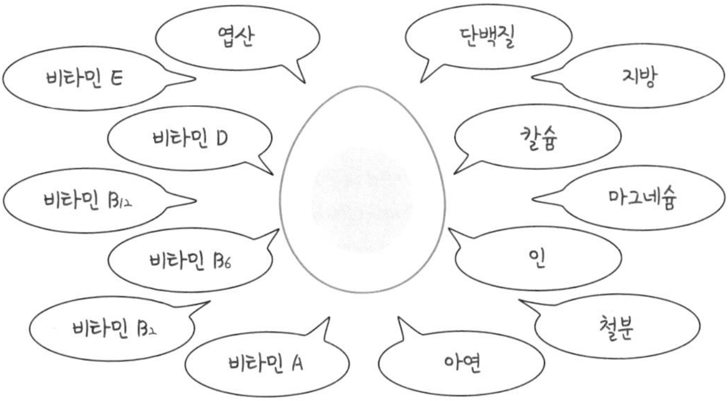

노른자에는 식이섬유와 비타민 C를 제외한 단백질, 비타민, 미네랄과 같은 영양소가 골고루 들어 있다. 9가지 필수 아미노산을 모두 함유한 식품이라는 점도 특징이다(도표 80). 하지만 칼로리가 다소 높고 콜레스테롤, 지방 등도 많이 들어 있다. 흰자에는 단백질 이외의 영양소는 거의 들어 있지 않으며 칼로리가 낮은 것이 특징이다.

영양의 측면에서 보면 노른자가 압도적으로 뛰어나다. 하지만 건강한 식품에 대한 관심이 높아지면서 칼로리에만 주목하는 탓인지, 최근에는 노른자를 꺼리는 사람도 늘고 있다. 달걀을 통째로 섭취한 경우와 흰자만 섭취한 경우에 근단백질의 합성률은 차이가 날까?

2017년 캐나다 토론토대학교에서는 근육 트레이닝 경험이 있는 사람을 대상으로 실험을 진행했다. 연구팀은 피험자를 트레이닝시킨 다음 흰자만 섭취하는 그룹과 흰자와 노른자를 모두 섭취하는 그룹으로 나누고, 5시간 후에 근단백질의 합성률을 측정했다. 그랬더니 흰자와 노른자를 모두 섭취한 그룹은 흰자만 섭취한 그룹보다 근단백질의 합성률이 높았다. 흰자와 노른자를 함께 섭취하는 편이 근육 트레이닝의 효과가 높아지는 것이다.

이에 워싱턴대학교의 블릿 박사팀은 '노른자와 흰자에 들어 있는 류신이나 아미노산 수송체의 양에 차이가 나는 걸까?'라는 가설을 세웠다. 엠토르는 근단백질의 합성을 촉진하는 물질인데, 필수 아미노산 중 하나인 류신은 엠토르의 작용을 활성화하는 스위치의 역할을 맡고 있다. 근단백질의 합성에 빼놓을 수 없는 아미노산을 세포막에 흡수시키려면 수송체가 필요하다. 이때 중간에서 다리를 놓는 것이 아미노산 수송체라고 불리는 단백질 집합체다. 즉, 류신과 아미노산 수송체의 양이 많을수록 근단백질의 합성이 촉진된다.

블릿 박사팀은 노른자에 류신과 아미노산 수송체가 많이 들어 있다고 가정하고 노른자와 흰자의 성분을 각각 측정했다. 하지만 명확한 차이는 발견되지 않았다. 이에 박사팀은 노른자에 함유된 다른 영양소가 근단백질의 합성을 촉진한 것일지도 모른다고 추측했다.

노른자에는 비타민 A의 대사물질인 레티노산(retinoic acid)이 들어 있는데, 근세포의 분화를 촉진하는 것으로 알려져 있다. 노른자의 지방 성분인 포스파티드산(phosphatidic acid)은 근단백질의 합성을 촉진하는 엠토르를 활성화한다. 그래서 레티노산과 포스파티드산이 작용하면 근육 비대 효과를 높인다. 지방의 구성 요소인 지방산 중 오메가3지방산(omega-3 fatty acid) 역시 근단백질의 합성을 촉진하는 역할을 한다고 알려져 있다.

블릿 박사팀은 노른자에 함유된 이와 같은 다양한 영양소가 근단백질의 합성률을 끌어올리는 요인이라고 지적한다.

| 노른자는 건강의 적이 아니다

노른자에는 필요한 영양소가 풍부한 반면, 칼로리가 다소 높고 콜레스테롤이나 지방도 많이 담겼다. 그래서 예전에는 노른자에 들어 있는 콜레스테롤과 지방이 심장 질환을 일으키는 원인이라는 소문이 퍼져 '달걀은 하루에 1개만 먹어야 한다'라는 말도 돌았다.

그러나 최근 연구에 따르면 노른자를 섭취해서 콜레스테롤이 증가해도 심혈관 질환이 발병할 위험은 커지지 않는다. 그 근거로는 주로 2가지를 든다.

첫째, 달걀에는 심장 질환을 예방하는 영양소가 풍부하게 담겼다. 달걀에는 항산화물질인 루테인(lutein)과 제아잔틴(zeaxanthin)이 함유되어 있는데, 심장 질환을 유발하는 지질의 산화를 막는다고 알려져 있다.

둘째, 달걀과 LDL 콜레스테롤(나쁜 콜레스테롤)의 관계에 대해 밝혀진 사실 때문이다. 기존에는 달걀을 먹으면 LDL 콜레스테롤이 증가해 심장 질환의 위험이 커진다고 했다. 하지만 최근에는 달걀을 먹으면 LDL 콜레스테롤뿐 아니라 HDL 콜레스테롤(착한 콜레스테롤)도 함께 증가해, 결국 두 콜레스테롤의 비율은 변하지 않는다는 사실이 밝혀졌다.

블릿 박사팀은 '달걀은 흰자뿐 아니라 노른자도 함께 섭취해야 근육 트레이닝의 효과가 더욱 높아진다'라고 지적했다. 영양학에서도 달걀은 과다 섭취만 하지 않으면 심장 질환의 원인이 되지 않는다고 말한다. 오히려 근육 트레이닝을 하는 사람에게 꼭 필요한 영양소를 함유한 식품이므로 노른자도 섭취하는 편이 좋다.

참고로 이미 심장 질환, 고혈압과 같은 심혈관 질환이나 당뇨병을 앓고 있다면 달걀을 섭취하는 경우 증세가 악화될 수 있으므로 각별한 주의가 필요하다.

건강보조식품이 근육 트레이닝에 미치는 효과와 과학적 근거

| 현재 인기 있는 건강보조식품, 에르고제닉 에이드란?

최근 근육 트레이닝의 효과를 한층 높여준다고 알려지면서 주목받는 제품이 있다. 운동 능력에 영향을 미칠 가능성이 있는 영양소와 성분이 함유된 에르고제닉 에이드라는 이름의 건강보조식품이다.

뽀빠이는 시금치를, 마리오는 버섯을 먹으면 힘이 강해진다. 이들처럼 특정 영양소와 성분을 섭취해서 근육 트레이닝 능력을 향상시킬 수 있다면 어떨까? 근단백질의 합성 감도가 더욱 상승하고 근육 비대 효과 역시 더욱 커질 것이다.

일반적으로 건강보조식품이라고 하면 부족한 영양소를 보충하는 제품을 가리킨다. 그런데 에르고제닉 에이드는 100을 120으로 끌어올리는 방식으로, 평소보다 뛰어난 운동 능력을 발휘하기 위해 섭취하는 건강보조식품이다.

요즘은 미디어에서 '근육 트레이닝의 효과를 높이고 싶다면 에르고제닉 에이드를!'과 같은 문구로 사람들의 눈길을 끈 다음 다양한 건강보조식품을 소개하기도 한다. 하지만 그중에는 과학적으로 근거가 없는 이야기도 상당하다.

한때 베타카로틴 성분이 든 건강보조식품이 암을 예방한다는 소리가 한때 널리 알려진 적이 있었다. 하지만 연구를 통해 암을 예방하기는커녕 오히려 암의 발병 위험을 높인다는 사실이 밝혀졌다. 비타민 D가 든 건강보조식품도 암이나 심혈관 질환의 발병 위험을 낮춘다고 알려졌지만 최근 보고된 대규모 무작위 대조 시험에 의해 그 효과가 부정되었다. 따라서 건강보조식품을 고를 때는 그 효과와 안전성이 과학적인 근거에 기초한 것인지를 꼼꼼히 확인해야 한다.

| 신뢰할 만한 건강보조식품을 고르는 기준

건강보조식품을 고를 때는 무엇을 기준으로 효과와 안전성을 따져야 할까? 2018년에 국제스포츠영양학회가 보고한 근육 트레이닝과 건강보조식품의 효과에 관한 연구 결과를 참고하는 것도 좋은 방법이다.

국제스포츠영양학회는 근육 비대와 운동 능력이라는 2가지 관점을 기준으로 다양한 연구 보고를 분석해, 건강보조식품의 효과를 나타내는 근거 수준을 분류했다(도표 81, 82).

》A등급: 명백하게 안전하고 효과를 뒷받침하는 근거가 강력하다.

》B등급: 효과를 뒷받침하는 근거가 제한적이다.

》C등급: 효과와 안전성을 뒷받침할 만한 근거가 거의 없다.

대강 훑어보면 시중에 판매되고 있는 근육 비대의 효과를 높인다는 건강보조식품은 C등급으로 분류된 것이 많다. 운동 능력을 높이는 건강보조식품 역시 A등급으로 분류된 것은 얼마 없다.

여기서는 국제스포츠영양학회의 분류표를 바탕으로 근육 트레이닝에 효과가 있는 건강보조식품과 효과가 없는 건강보조식품을 구분하는 데 도움이 되는 최신 과학적 근거에 대해 소개하겠다.

도표 81 근육 비대의 효과를 높이는 건강보조식품

근거 수준	건강보조식품
[A등급] 명백하게 안전하고 효과를 뒷받침하는 근거가 강력하다	· HMB(근육 트레이닝 초보자) · 크레아틴 · 필수 아미노산(EAA) · 프로틴
[B등급] 효과를 뒷받침하는 근거가 제한적이다	· 아데노신삼인산(ATP) · 분지쇄아미노산(BCAA) · 포스파티드산
[C등급] 효과와 안전성을 뒷받침할 만한 근거가 거의 없다	· 황산 아그마틴 · 알파케토글루타르산 · 아르지닌 · 붕소 · 크롬 · 공액리놀레산(CLA) · D-아스파트산 · 엑디스테론 · 호로파 추출물 · 감마오리자놀(페룰산) · 글루타민 · 성장호르몬방출호르몬 · 이소플라본 · 오르니틴, 알파케토글루타르산 · 프로호르몬 · 술폰산 다당류 · 트리뷸러스 테레스트리스 · 황산 바나딜 · 아연, 아스파트산, 마그네슘

출처: Kerksick CM, 2018.

도표 82 운동 능력을 높이는 건강보조식품

근거 수준	건강보조식품
[A등급] 명백하게 안전하고 효과를 뒷받침하는 근거가 강력하다	· 베타알라닌 · 카페인 · 탄수화물 · 크레아틴 · 중탄산나트륨 · 인산나트륨 · 물, 스포츠 음료
[B등급] 효과를 뒷받침하는 근거가 제한적이다	· L-알라닌, L-글루타민 · 아라키돈산 · 분지쇄아미노산(BCAA) · 시트룰린 · 필수 아미노산(EAA) · 글리세롤 · HMB · 질산염 · 운동 후의 탄수화물과 단백질 · 케르세틴 · 타우린
[C등급] 효과와 안전성을 뒷받침할 만한 근거가 거의 없다	· 아르닌 · 카르니틴 · 글루타민 · 이노신 · 중쇄중성지방(MCT) · 리보스

출처: Kerksick CM, 2018.

| 근육 트레이닝 능력을 향상시키는 크레아틴

근육 트레이닝을 하면서 근육을 수축시키려면 근섬유에 들어 있는 아데노신삼인산(ATP)을 분해해 에너지를 만들어야 한다. 근육 트레이닝을 오래 하려면 몸 안에서 ATP를 끊임없이 분해해 에너지를 만들어내야 하지만 근섬유에는 소량의 ATP만 축적할 수 있으므로 1초 정도만 근육을 수축해도 고갈된다. 그러면 몸은 어떻게 해서든 ATP를 보충하려고 애쓴다.

근섬유가 ATP를 공급하는 방식에는 크레아틴인산, 해당 작용, 산화적 인산화라는 3가지 방식이 있다고 앞서 이야기했다. 운동 강도나 얼마나 오래 에너지가 필요한지에 따라 ATP를 공급하는 방식이 달라지는데 근육 트레이닝을 할 때는 주로 크레아틴인산 방식과 해당 작용을 통해 ATP를 공급한다.

근섬유에 들어 있는 크레아틴인산을 분해해서 ATP를 만들어내는 것이 크레아틴인산 방식인데, 사실 근섬유에 축적할 수 있는 크레아틴인산의 양도 적어서 7~8초 정도만 근육을 수축해도 고갈된다.

이때 필요한 것이 크레아틴 보충제다. 크레아틴은 아르지닌, 글라이신, 메티오닌이라는 3가지 아미노산으로 이루어져 있는데 평소에는 크레아틴인산의 형태로 근섬유에 존재한다. 근수축이 필요해지면 체내에서 크레아틴을 합성하지만 앞서 말했듯 금방 고갈된다. 그런데 크레아틴 보충제를 섭취하면 체내의 크레아틴인산의 양이 늘어 ATP 생산 능력이 높아진다. 결과적으로 근육 트레이닝 능력도 향상된다.

크레아틴의 효과와 안전성을 뒷받침하는 과학적 근거로는 다음과 같은 것들이 있다.

2015년 프랑스 클레르몽페랑대학교의 라너흐(Lanhers C) 박사팀은 크레아틴 섭취가 근육 트레이닝에 미치는 효과를 다룬 여러 건의 논문을 정리해 메타 분석을 했다. 결과적으로 크레아틴이 근육 트레이닝의 효과에 긍정적인 영향을 미친다는 사실을 확인하고, 근육 트레이닝의 능력을 향상시킨다는 결론을 내렸다.

미국 텍사스A&M대학교에서도 크레아틴 섭취에 관한 1,000건의 연구 보고를 분석했다. 크레아틴의 부작용에 관해 보고된 바는 없으며 안전성에는 전혀 문제가 없다고 결론지었다.

크레아틴의 효과를 높이려면 처음 5~7일 동안은 하루에 몸무게 1kg당 0.3g을 섭취해 근섬유의 크레아틴 총량을 늘린다. 그 후에는 크레아틴 총량을 유지하기 위해 하루 3~5g을 섭취하라고 권장한다.

이들 보고에 대해 국제스포츠영양학회에서는 '명백하게 안전하고 효과를 뒷받침하는 근거가 강력하다'라고 평가하며, 크레아틴을 근거 수준 A등급으로 분류하고 있다.

| 근지구력과 최대 근력을 강화하는 카페인

1907년 영국 런던대학교의 리비스(Rivers WH) 박사팀의 연구를 시작으로, 카페인이 근육의 피로를 덜어주어 근지구력을 높이고 운동 능력을 향상시킨다는 연구 결과가 세계 곳곳에서 보고되었다.

카페인이 근지구력을 높이는 원리를 두고, 기존에는 카페인을 섭취하면 근섬유에 들어 있는 당(글리코겐)의 분해가 촉진되어 근지구력이 향상된다고 생각했다. 하지만 이후에 카페인은 근육이 아니라 뇌에 작용한다는 사실이 밝혀졌다.

근육 트레이닝을 할 때 횟수를 늘려서 몸이 지칠 때까지 반복하면 뇌에서 통증이나 피로의 신호를 수신하는 아데노신 수용체가 신경세포에 작용해 세포의 활동을 억제한다. 보통은 이러한 원리로 운동 능력이 저하되지만 카페인을 섭취하면 아데노신 수용체의 감수성이 약화된다. 그 결과로 피로를 더디게 느끼게 되어 운동 능력을 유지·향상시킬 수 있는 것이다.

또한 카페인은 뇌의 신경 활동을 활성화하는 도파민 같은 신경전달물질의 분비를 활발하게 해서 근력 강화를 촉진할 가능성이 있다고도 알려져 있다. 캐나다 빅토리아대학교의 그루지치 박사팀은 카페인과 근력 강화 효과에 관한 10건의 연구 보고를 메타 분석한 다음 카페인은 최대 근력(1RM)을 강화한다고 결론을 내렸다. 현재까지도 이 연구는 카페인과 근력 강화 효과의 관계를 뒷받침하는 근거로 활용되고 있다. 당시에 진행된 하위 그룹 분석을 통해 카페인이 근력 강화 효과에 미치는 영향에는 3가지 특징이 있다는 사실도 알아냈다.

» 다리, 팔 모두에 효과적이지만 팔에 더 효과적이다.
» 남녀 모두에게 효과적이지만 남성에게 효과가 더 높다.
» 트레이닝 경험 여부와 상관없이 효과적이지만 트레이닝 미경험자에게 효과가 더 높다.

카페인의 적정 섭취량으로는 하루에 몸무게 1kg당 3mg 이상을 권장한다. 최근에는 커피로 카페인을 섭취하면 흡수가 더욱 잘 된다는 사실도 보고되었다.

다만, 카페인을 섭취하면 혈압이 상승하고 불면증이 생길 수 있다. 그루지치 박사팀은 고혈압 증세가 있다면 카페인 섭취로 혈압이 상승할 수 있으므로 주의하라고 지적한다. 또한 카페인을 몸무게 1kg당 9mg 이상의 고용량으로 섭취하면 부작용으로 불면증에 시달릴 가능성이 크다. 이러한 부작용 외에 다른 부작용은 보고된 바는 없으며, 과도한 양을 섭취하지만 않으면 안전성에는 문제가 없다.

이와 같은 연구 보고에 대해 국제스포츠영양학회에서는 '명백하게 안전하고 효과를 뒷받침하는 근거가 강력하다'라고 평가하며, 카페인을 근거 수준 A등급으로 분류하고 있다.

| 근육 트레이닝 미경험자나 초보자에게 효과적인 HMB

근육 트레이닝의 효과를 높이려면 질 좋은 단백질을 섭취해야 하는데, 이때 특히 중요한 것이 류신의 양이다.

류신은 운동에 효과적인 필수 아미노산이라고 알려진 BCAA(분지쇄아미노산) 중 하나다. 류신이 근육에서 대사되면 HMB, 다시 말해 베타하이드록시 베타메틸부티르산(beta-Hydroxy-beta-MethylButyrate)으로 변화한다. HMB는 근단백질의 합성을 촉진하는 엠토르를 활성화하고, 동시에 근단백질의 분해를 억제한다. HMB만 효과적으로 섭취할 수 있는 건강보조식품이 인기를 끈 것도 이러한 이유 때문이다.

HMB의 효과가 알려진 계기가 된 것은 2003년 미국 아이오와주립대학교의 니센(Nissen S) 박사팀이 발표한 연구 보고 때문이다. 이들은 2001년까지 보고된 건강보조식품과 근육 트레이닝의 효과를 다룬 여러 건의 연구를 분석했다. 그리고 근육 비대와 근력 강화의 효과를 가장 높이는 건강보조식품은 크레아틴과 HMB라고 발표했다.

그런데 2009년에 'HMB는 트레이닝 미경험자에게는 효과적이지만 운동선수를 비롯한 트레이닝 경험자에게 미치는 영향은 미미하다'라는 메타 분석 결과가 보고되었다. 뉴질랜드 매시대학교의 롤랜즈(Rowlands DS) 박사팀은 2007년까지 보고된 HMB와 근육 트레이닝 효과에 관한 9건의 연구를 바탕으로 트레이닝 미경험자 135명, 경험자 259명을 포함해 총 394명(평균 연령 23세)에 대한 HMB의 효과를 분석했다.

결과를 살펴보니 트레이닝 경험 여부에 상관없이 HMB의 섭취가 근육 비대에 미치는 효과는 미미하게 증가하는 수준에 그쳤다. 근력 강화 효과는 미경험자에게서만 확인되었다. 그러나 많은 전문가가 'HMB는 트레이닝 경험자에게는 효과가 없다'라는 결론에 정면으로 반박하면서 논쟁에 불이 붙었다.

이 논쟁에 종지부를 찍은 것이 2018년 칠레 가톨릭대학교의 산체스 마르티네즈(Sanchez-Martinez J) 박사팀이 보고한 메타 분석이다. 이들은 2017년까지 보고된 근육 트레이닝의 효과와 HMB에 관한 여러 건의 연구를 바탕으로 트레이닝 경험자(꾸준히 운동하는 사람이나 운동선수) 193명의 검증 결과를 6가지 무작위 대조 시험을 통해 분석했다. 그 결과, HMB를 섭취해도 벤치 프레스나 레그 프레스의 최대 근력 및 근육량 증가 효과는 확인되지 않았다.

이를 근거로 현재는 'HMB는 트레이닝 미경험자나 초보자의 트레이닝 효과를 높이지만 트레이닝 경험자나 운동선수에 대한 유의미한 효과는 기대할 수 없다'라는 인식이 자리잡았다.

HMB의 효과적인 섭취량은 하루에 몸무게 1kg당 38mg이며, 일반적으로는 1회당 3g을 여러 차례에 나눠서 섭취하라고 권장한다. 또한 2주 이상 꾸준히 섭취해야 HMB의 효과를 극대화할 수 있다.

안전성에 대해서는 권장량의 2배를 한 달 내내 섭취한 경우에도 콜레스테롤이나 헤모글로빈, 백혈구, 혈당, 간과 신장 기능에 영향을 미치지 않는다고 한다.

이들 보고에 대해 국제스포츠영양학회에서는 트레이닝 초보자에 한해 '명백하게 안전하고 효과를 뒷받침하는 근거가 강력하다'라고 평가하며, HMB를 근거 수준 A등급으로 분류하고 있다.

| 근육의 피로를 덜어주는 베타알라닌

바벨을 들어올리려고 하면 뇌에서 '근육을 수축시켜라' 하고 명령을 내린다. 이 명령이 신경을 거쳐 근육에 도달하면 근원섬유를 감싸

도표 83

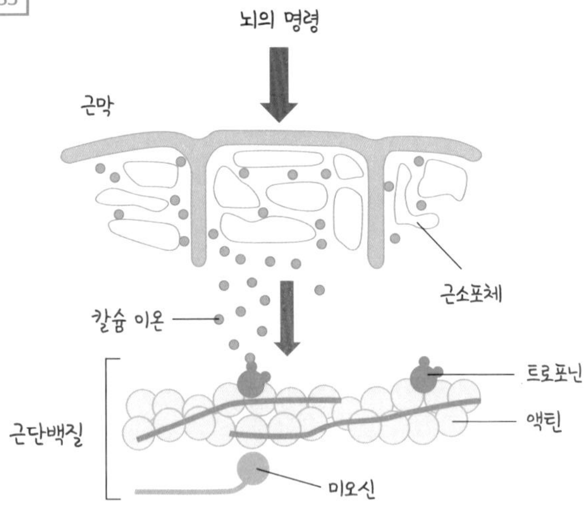

는 근막의 근소포체에서 칼슘 이온이 방출되어 근섬유가 수축한다(도표 83).

근육 트레이닝을 하면 해당 작용으로 ATP가 만들어지고 그와 동시에 수소도 생성된다. 지칠 때까지 계속 운동하면 점차 수소가 쌓이면서 근육의 산성도가 높아진다. 높은 산성도 때문에 근육이 피로를 느끼면 칼슘 이온의 방출이 줄어 근수축도 억제된다.

이때 카르노신(carnosine)이라는 이름의 아미노산이 나선다. 카르노신은 근육이 수축될 때 칼슘 이온의 방출을 촉진하고 수소의 발생을 막는 역할을 한다. 그런데 아미노산의 일종인 베타알라닌을 섭취하면 카르노신의 농도가 높아져 근소포체에서 칼슘 이온의 방출이 촉진되고 수소의 발생이 억제된다. 이로 인해 근육의 피로가 덜어지면서 근육 트레이닝 능력이 향상되는 것이다.

2009년 미국 오클라호마대학교의 스미스(Smith AE) 박사팀은 피험자에게 6주 동안 지속적으로 운동을 시키면서 베타알라닌을 섭취시켰다. 그러자 플라시보 음료를 섭취한 그룹에 비해 베타알라닌을 섭취한 그룹의 근육량이 증가했다.

미국 애덤스주립대학교의 컨(Kern BD) 박사팀 역시 근육 트레이닝을 할 때 베타알라닌을 섭취하면 근육 비대 효과를 촉진한다는 결과를 얻었다.

국제스포츠영양학회에서는 이들의 연구 보고에 대해 장기적(종단적)인 검증이 부족하다고 지적했다. 하지만 동시에 베타알라닌을 섭취하면 운동을 할 때 근육의 피로가 경감되어 운동 횟수를 늘릴 수 있고, 이러한 이유로 총부하량이 높아져 근육이 비대해질 가능성이 있다는 말을 덧붙였다.

베타알라닌의 효과적인 섭취량은 하루에 4~6g이며, 1회당 2g 이하를 기준으로 2~3회 나눠서 섭취하라고 권장한다. 베타알라닌의 효과를 극대화하려면 2주 이상 꾸준히 섭취하는 것이 좋다.

베타알라닌을 처음 섭취하면 얼굴, 목, 손 등이 일시적으로 찌릿하거나 따끔하다는 느낌을 받을 수 있다. 이러한 부작용은 지속적으로 섭취하다 보면 점점 완화된다. 베타알라닌은 체내에서 만들어내는 아미노산이므로, 국제스포츠영양학회에서는 별도로 섭취해도 유해하지 않다고 말했다. 또한 '명백하게 안전하고 효과를 뒷받침하는 근거가 강력하다'라고 평가하며, 베타알라닌을 근거 수준 A등급으로 분류하고 있다.

| 효능의 근거 수준이 낮은 글루타민과 아르지닌

일반적으로 효과가 좋다고 알려져 있어도 실제로는 근거 수준이 낮은 건강보조식품도 많다. 그중 하나가 글루타민이다.

수술이나 심각한 부상으로 몸이 크게 손상되면 근단백질의 합성과 분해의 균형이 깨지면서 분해되는 양이 증가해 근육량이 줄어든다. 기존에는 글루타민이 근단백질의 분해를 억제한다고 알려져 있었기 때문에, 이런 경우에는 글루타민을 섭취하라고 권장했다. 또한 글루타민을 섭취하면 해당 작용이 일어날 때 쓰이는 근육 내 글리코겐의 축적을 촉진한다고 알려졌다. 그래서 글루타민은 근육 트레이닝 능력을 향상시키는 영양소로 인식되어 왔다.

하지만 2000년 이후에 보고된 근육 트레이닝 효과와 글루타민 섭취에 관한 연구를 살펴보면 플라시보 음료를 마신 경우와 비교했을 때도 글루타민의 명확한 효과는 확인되지 않았다.

글루타민에는 면역 기능을 높이는 효과도 있다고 알려졌다. 근육은 조직의 파괴와 재생을 반복하면서 힘을 기르고 크기를 키운다. 그래서 강도 높은 근육 트레이닝을 하고 나면 '열린 창(open window)'이라고 불리는 상태에 빠져 일시적으로 면역 기능이 약해지고 쉽게 질병의 위험에 노출된다. 기존에는 이때 글루타민을 섭취하면 효과적이라는 연구 결과가 다수 보고되었다.

그런데 2018년 이란 아바즈대학교의 라메자니 아마디(Ramezani Ahmadi A) 박사팀이 보고한 메타 분석에 따르면 글루타민의 섭취는 근육 트레이닝 후의 면역 기능에 영향을 주지 않는다. 이 분석에서는 백혈구, 림프구, 호중구를 면역 기능의 지표로 분석을 했는데, 이것들 모두에서 글루타민의 섭취가 면역 기능을 강화했다고 볼 만한 결과는 확인되지 않았다. 추가로 호중구에 대해서는 글루타민을 하루에 몸무게 1kg당 0.2g 이상의 고용량으로 섭취하면 면역 기능이 높아질 가능성이 있으므로, 근육 트레이닝 후 면역 기능의 저하를 예방하는 차원에서라면 앞에서 설명한 양을 섭취하라고 권장한다.

이들 보고에 대해 국세스포츠영양학회에서는 '효과와 안전성을 뒷받침할 만한 근거가 거의 없다'라고 평가하며, 글루타민을 근거 수준 C등급으로 분류하고 있다.

아르지닌도 알려진 것만큼 뛰어난 효과는 없는 것으로 밝혀졌다. 아르지닌은 근단백질의 합성에 관여하지 않는 비필수 아미노산이지만 간접적인 효과 덕분에 섭취하면 근단백질의 합성이 촉진된다고 널리 알려져 있다. 그 효과란 혈관의 확장으로 인한 혈류량의 증가를 말한다.

아르지닌은 산화질소(nitric oxide)를 생성해 혈관을 확장시킨다. 혈관이 확장되면 당연히 혈류량도 증가한다. 따라서 근육 트레이닝 후에 단백질과 아르지닌을 섭취하면 아미노산을 혈류에 태워 재빠르게 근육으로 전달할 수 있어서 근단백질의 합성이 높아진다는 것이 정설로 여겨졌다. 또 아르지닌은 성장호르몬의 분비를 촉진하는 작용도 하므로 지방의 대사를 활발하게 만들고 근육 비대 효과도 높일 것이라고 여겨져왔다.

그러나 지금까지 아르지닌을 섭취해서 근단백질의 합성이 높아졌다는 가설을 뒷받침할 만한 신뢰도 높은 과학적 근거는 나오지 않았다. 마찬가지로 성장호르몬의 분비를 촉진한다고 볼 만한 근거도 찾아볼 수 없다.

이들 보고에 대해 국제스포츠영양학회에서는 '효과와 안전성을 뒷받침할 만한 근거가 거의 없다'라고 평가하며, 아르지닌을 근거 수준 C등급으로 분류하고 있다.

매일 섭취하는 식품이나 건강보조식품을 고를 때는 지금까지 알려진 평가를 그대로 받아들이지 말고, 과학적 근거에 기초한 기준을 참고해 정말 효과가 있는지 제대로 파악하는 것이 중요하다.

4

과학적으로

올바른

근육 트레이닝 지속 방법

근육 트레이닝을
지속해야 하는 이유 1
: 질병에 강한 몸을 만든다

오랫동안 공중위생학에서는 건강을 증진하려면 달리기와 같은 유산소 운동이 효과적이라고 말해왔다. 의학이 개인 차원의 건강을 다룬다면 공중위생학은 사회 차원에서 건강을 다룬다.

2017년 4월, 영국 사우샘프턴대학교의 스틸(Steele J) 박사팀은 오늘날 공중위생학에서 거대한 패러다임의 전환이 일어나고 있다고 보고했다. 그리고 그 중심에 있는 것이 바로 근육 트레이닝이다.

알려진 바와 같이, 근육 트레이닝은 근육의 힘을 기르거나 근육의 크기를 키우는 데 효과적이다. 이러한 효과에 더해 새롭게 주목받는 것이 건강에 미치는 효과다. 최근에는 근육 트레이닝이 질병으로 인한 사망률을 낮춘다는 사실도 밝혀졌다.

이보다 조금 이른 시기인 2013년, 근육 트레이닝을 하는 사람이라면 기뻐할 만한 사실이 공개되었다. 그것은 바로 '근육 트레이닝을 하면 암으로 인한 사망률이 33% 감소한다'라는 것이다.

| 근육 트레이닝은 암으로 인한 사망률을 낮춘다

이전까지는 걷기나 달리기 같은 유산소 운동으로 신체 활동량을 늘리면 유방암, 대장암, 전립선암의 사망률이 낮아진다고 알려져 있었다. 미국 메모리얼슬론케터링암센터(Memorial Sloan Kettering Cancer Center)의 레만(Lemanne D) 박사팀은 세계 최초로 근육 트레이닝과 암으로 인한 사망률의 관계를 밝혀냈다.

레만 박사팀은 2013년에 '근육 트레이닝을 해도 암으로 인한 사망률이 낮아지지 않을까?'라는 가설을 세우고 역학 조사에 나섰다. 암 진단을 받은 18~81세의 남녀 2,863명을 대상으로 근육 트레이닝이 사망률에 미치는 영향을 조사했다. 그 결과, 근육 트레이닝을 일주일에 1회 이상 하면 트레이닝을 하지 않은 경우에 비해 사망률이 33%나 감소한다는 사실을 밝혀냈다(도표 84).

연구 결과에 따라 레만 박사팀은 건강 증진을 위한 운동으로 달리기 같은 유산소 운동뿐 아니라 근육 트레이닝도 적극적으로 권해야 한다고 주장했다. 이들은 근육 트레이닝이 암으로 인한 사망률을 낮추는 것 외에 다른 영향을 미친다는 사실도 알아냈다.

도표 84

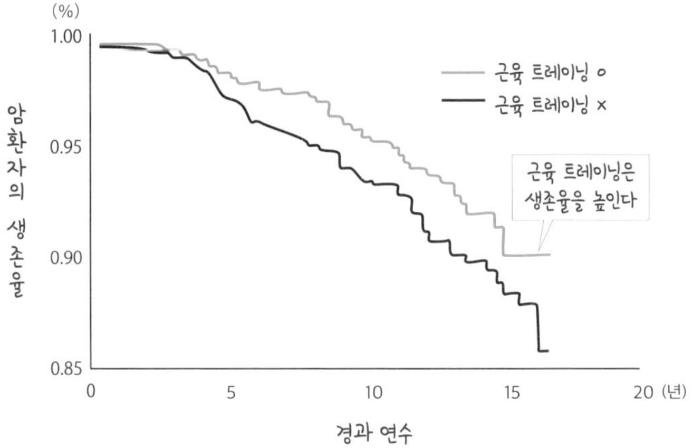

출처: Lemanne D, 2013.

| 일주일에 2~3회, 모든 질병의 사망률을 낮춘다

이미 알려져 있듯이, 질병으로 인한 사망률을 낮추기 위한 최고이자 최적의 전략은 근육량을 늘리는 것이다. 하지만 근육 트레이닝과 질병으로 인한 사망률의 관련성은 그동안 과학적으로 밝혀지지 않은 상태였다.

미국 미시시피대학교의 단켈(Dankel SJ) 박사팀은 근육 트레이닝이 질병으로 인한 사망률에 어떤 영향을 미치는지 알아보기 위해 역학조사를 실시했다. 이들은 20세 이상의 남녀 8,772명을 대상으로 평균 6.7년의 추적 조사를 진행하면서 주 단위의 운동 빈도도 함께 적었다. 실험을 진행해보니 근육 트레이닝을 꾸준히 한 경우에는 그렇지 않은 경우에 비해 모든 질병의 사망률이 23%나 떨어졌다.

사망률 감소는 일주일에 2~3회 빈도로 꾸준히 운동한 경우에만 의미가 있었으며 그 이상, 예를 들어 일주일에 5회 빈도로 운동한 경우에는 사망률의 감소 효과가 오히려 낮게 나타났다. 어째서 일주일에 2~3회 운동할 때 가장 사망률이 감소되는 결과가 나왔을까? 그 이유 중 하나로 '운동의 계속성'을 꼽을 수 있다.

일주일에 5~7회 정도 운동한다고 가정해보자. 이는 거의 매일 하는 것이나 다름없어서 심리적 압박이나 육체적 피로를 느껴 꾸준히 이어가기 어렵다. 그래서 운동을 계속하게 만드는 '일주일에 2~3회'의 빈도가 가장 적절하다고 보았다.

어쨌든 근육 트레이닝과 질병으로 인한 사망률의 관계를 정리해보면 다음과 같은 결론을 얻을 수 있다. 근육 트레이닝을 꾸준히 계속하면 암으로 인한 사망률이 33% 감소하고, 그 밖의 모든 질병에 의한 사망률도 23% 감소한다.

한편 이들의 역학 조사를 두고 몇 가지 의문이 제기되었다. 그중 하나가 샘플의 수, 즉 피험자의 수가 부족하다는 지적이었다. 그래서 2017년 호주 시드니대학교의 스타마타키스(Stamatakis E) 박사팀은 근육 트레이닝과 유산소 운동에 관한 대규모 조사를 실시했다. 30세 이상 남녀 80,306명을 대상으로 일주일에 2회 이상 근육 트레이닝

도표 85

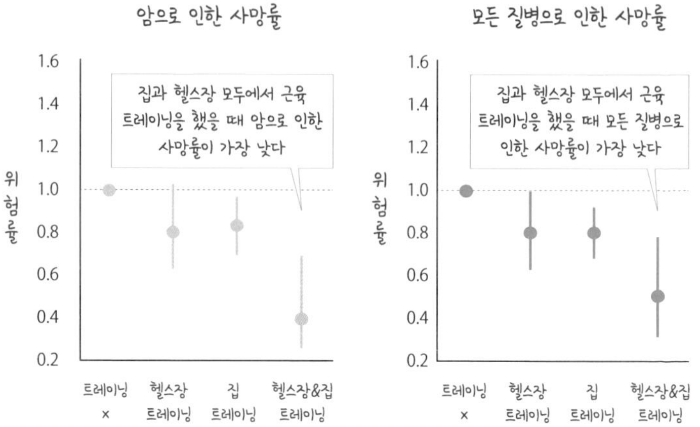

출처: Stamatakis E, 2017.

을 시켰고, 동시에 일주일에 150분 이상 유산소 운동을 시켜서 암과 기타 모든 질병의 사망률에 미치는 영향을 조사했다. 그러자 암으로 인한 사망률은 31% 감소했으며 기타 모든 질병으로 인한 사망률은 23% 감소한 것으로 나타났다.

이들은 헬스장에서 하는 기구 운동과 집에서 하는 맨몸 운동이 암을 비롯한 질병의 사망률에 어떤 영향을 미치는지도 살펴보았다. 그 결과, 헬스장에서 하든 집에서 하든 근육 트레이닝으로 인한 사망률의 감소 정도는 앞선 연구 결과와 같았으며, 2가지 환경에서 모두 운동한 경우에는 사망률의 감소가 더욱 두드러졌다(도표 85).

이러한 연구 결과는 운동을 꾸준히 이어가지 못하는 사람에게도 희소식이다. 사람들이 꾸준히 운동하지 못하는 이유로 '헬스장에 가야 한다'라는 사실에 심리적 부담을 느끼기 때문이라고 말하는 경우가 많다. 하지만 연구 결과에 따르면 헬스장에 가지 않고 집에서 팔굽혀펴기나 스쿼트 같은 맨몸 운동을 해도 헬스장에서 운동할 때와 같은 효과를 얻을 수 있다. 이 연구 결과는 일상적으로 운동하는 사람의 수를 늘리는 데도 기여할 것이다.

근육 트레이닝이 질병으로 인한 사망률을 낮추는 원리를 더욱 구체적으로 살펴보자. 아래와 같은 효과가 포괄적으로 일어나면서 사망률이 낮아지는 것으로 추측한다.

》운동으로 인한 혈압 저하

》당뇨병의 위험 저하

》글루코스 대사의 개선

》전신성 염증 감소

》근육량의 유지 및 증가

》우울 증상 완화

》인지 기능 개선

스타마타키스 박사팀의 보고는 세계 최초로 근육 트레이닝이 질병으로 인한 사망률을 감소시킨다는 사실을 보여준 대규모 역학 연구다. 이 결과는 그동안의 연구 보고를 긍정하는 것으로, 일주일에 2회 이상 습관적으로 근육 트레이닝을 하면 암으로 인한 사망률이 약 30% 감소하고 기타 모든 질병으로 인한 사망률이 약 20% 감소한다는 기존의 견해를 뒷받침해주었다.

근육 트레이닝을 지속해야 하는 이유 2 : 수면의 질을 높인다

"근육 트레이닝은 수면의 질을 향상시킨다."

바쁜 현대인에게 잠을 얼마나 자느냐는 매우 중요한 문제다. 불규칙한 생활은 우리의 몸뿐 아니라 마음까지 병들게 하기 때문이다.

정신과 의사인 오클랜더는 업무에 치여 몸과 마음이 지친 상태였다. 그는 갑자기 자신이 예전부터 환자들에게 제안하던 운동의 중요성을 깨닫고 본격적으로 운동을 실천하겠다고 마음먹는다. 그리고 곧 트레이너의 도움을 받아 운동을 시작했다.

운동을 시작한 지 1개월이 지났을 무렵 그는 자신의 몸에 일어난 분명한 변화에 대해 "수면 시간은 적지만 푹 잘 수 있게 되었다. 스스로 에너지가 넘친다는 느낌을 받는다"라고 말했다.

그 후 오클랜더의 말을 뒷받침이라도 하듯, 2017년 7월에 세계 최초로 근육 트레이닝과 수면에 관한 체계적 문헌 고찰이 보고되었다.

| 3분 만에 배우는 수면의 메커니즘

근육 트레이닝과 수면의 관계를 이야기하기 전, 수면의 메커니즘에 대해 짚고 넘어가자. 수면은 잠의 깊이에 따라 크게 2단계로 나눈다.

》렘수면

》논렘수면

얕은 잠을 잘 때는 꿈을 꾼다. 깨어 있을 때보다 두뇌 활동이 활발해지기 때문에 생기는 현상이다. 하지만 근육은 이완되고 운동 기능도 멈추므로 겉으로는 자고 있는 것처럼 보인다. 이러한 단계를 렘수면이라고 부른다.

한편 깊은 잠을 잘 때는 두뇌 활동도 잠잠해져서 잠에 푹 빠지게 된다. 이러한 수면의 단계를 논렘수면이라고 부른다. 논렘수면 도중에 갑자기 잠에서 깨면 머리가 멍하고 개운하게 일어날 수 없다.

일반적으로는 잠자리에 들면 머지않아 논렘수면 상태가 찾아오고 90분 정도 지나면 렘수면으로 바뀐다. 그리고 다시 논렘수면과 렘수

도표 86

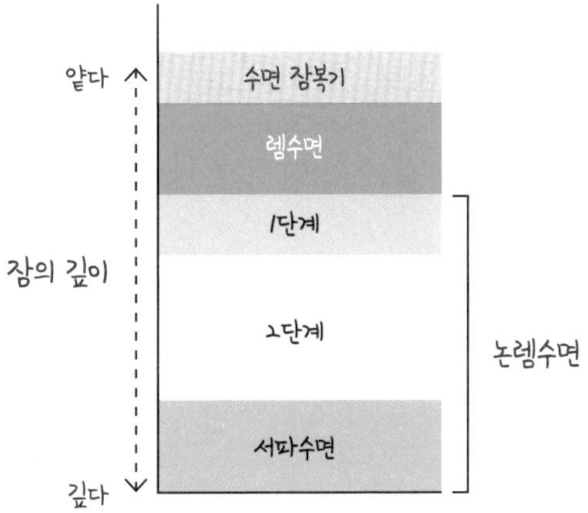

출처: Ohayon MM, 2004.

면이 차례로 나타난다. 잠에서 깨어날 때까지 이 과정을 반복한다.

수면 단계를 더욱 자세히 들여다보면 5단계로 분류할 수 있다(도표 86). 논렘수면은 상대적으로 얕은 1~2단계 수면과 깊은 서파수면(slow wave sleep) 단계로 나눈다. 수면의 질은 수면 단계가 어느 정도까지 진행되느냐로 판단한다. 특히 깊은 논렘수면인 서파수면 단계가 길면 '깊이 잠들었다'라는 의미로, 수면의 질이 높다고 말할 수 있다.

몇 가지 예를 들어 조금 더 자세히 살펴보겠다. 일반적으로 수면의 질은 나이가 들수록 저하된다. 이는 수면 잠복기와 얕은 논렘수면(1~2단계)이 증가하고 서파수면이 감소하기 때문이다(도표 87).

도표 87

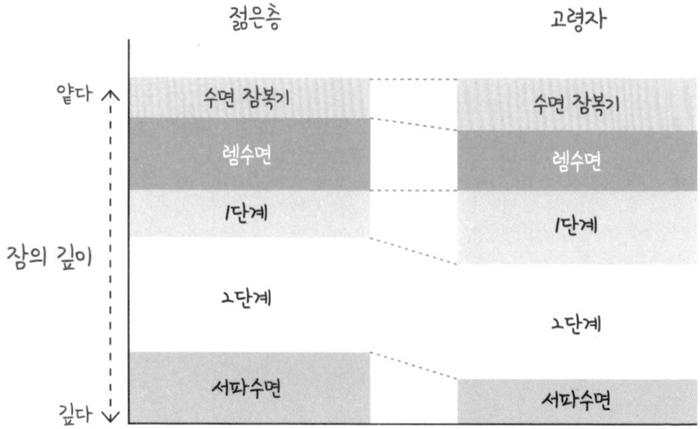

출처: Ohayon MM, 2004.

수면의 구조는 남녀에 따라서도 특징이 다르다. 여성은 남성에 비해 전체 수면 시간은 적은 경향을 보이지만 1단계 수면이 적고 서파수면이 많다. 즉, 여성은 남성보다 깊은 잠을 잔다.

| 근육 트레이닝이 수면의 질에 미치는 영향

그렇다면 근육 트레이닝은 수면의 질에 어떤 영향을 미칠까? 운동이 수면에 긍정적인 영향을 미친다고 말하는 근거의 대부분은 달리기 같은 유산소 운동에 한정되어 있으며, 그동안 근육 트레이닝에 대한 언급은 별로 없었다.

그러다가 맥마스터대학교의 코바세비치(Kovacevich A) 박사팀이 근육 트레이닝과 수면에 관한 13건의 연구 보고를 발표했다. 결론은 다음과 같다.

"근육 트레이닝을 하면 수면의 시간(양)은 늘어나지 않더라도 수면의 질이 올라간다."

습관적으로 근육 트레이닝을 하는 사람의 경우, 총 수면 시간은 늘어나지 않았지만 1단계 수면이 감소하고 서파수면이 증가했다(도표 88). 즉, 1단계 수면의 감소와 서파수면의 증가라는 상승 작용이 일어나 깊은 잠을 자는 게 가능해지므로 수면의 질이 올라간다.

추가로 박사팀은 근육 트레이닝의 총부하량과 주 단위 운동 빈도가 수면에 미치는 영향을 알아보기 위해 통계 분석을 실시했다. 그리고 총부하량과 주 단위 운동 빈도가 높아지면 수면의 질을 개선하는 데 긍정적인 영향을 미친다고 결론을 내렸다.

총부하량은 운동 강도에 운동 횟수와 세트 수를 곱한 값이다. 수면의 질은 총부하량이 낮을 때보다 높을 때, 운동 빈도가 적을 때(일주일에 1~2회)보다 많을 때(일주일에 3회) 더욱 개선되었다.

도표 88

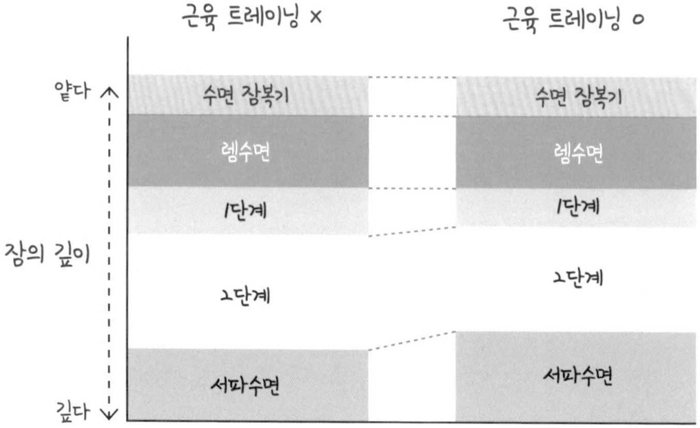

출처: Kovacevich A, 2017.

| 근육 트레이닝과 수면의 메커니즘

어째서 근육 트레이닝을 하면 수면의 질이 개선될까? 근육 트레이닝의 주요 효과는 다음과 같다(도표 89).

》근육 트레이닝을 하면 잘 때 체온이 상승해 서파수면이 증가한다.

》근육 트레이닝을 하면 심박수가 증가해 미주신경의 긴장을 억제시킨다. 그리고 자는 동안에는 다시 심박수가 떨어지면서 수면의 질이 개선된다.

(※ 미주신경: 연수에서 뻗어 나온 말초신경으로 대부분이 부교감신경이다.)

》근육 트레이닝을 하면 불안이 해소된다. 그 결과로 뇌신경의 성장에 관여하는 뇌유래신경영양인자(BDNF, Brain-Derived Neurotrophic Factor)가 증가해 수면의 질이 개선된다.

이 밖에도 근육 트레이닝을 하면 글루코스의 대사가 활발해지고 성장호르몬이 증가해 수면의 질이 높아진다고 추측한다. 코바세비치 박사팀은 이와 같은 효과를 더 확실하게 증명하려면 추가적인 검증이 필요하다고 덧붙였다.

코바세비치 박사팀의 발표는 세계 최초로 '근육 트레이닝이 수면

도표 89

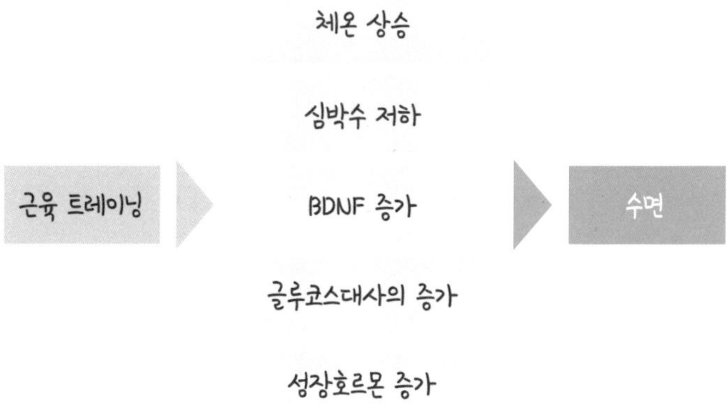

출처: Uchida S, 2012.

의 질을 높인다'라는 가설에 근거를 제시했다. 습관적으로 꾸준히 운동하면 수면의 질을 높일 수 있다는 사실을 증명한 셈이다.

구석기 시대에 인간은 수렵을 위해 열심히 몸을 움직이고 근육을 써가며 삶을 이어왔다. 낮 동안 혹사시킨 근육을 제대로 회복하려면 밤에 잠을 잘 자야 했다. 이러한 이유로 습관적인 근육 트레이닝이 질 좋은 수면을 촉진하는 스위치로 작용하게 된 것은 아닐까? 어쩌면 인간은 진화의 과정에서 근육을 쓰면 수면의 질이 올라가는 시스템을 획득한 것인지도 모른다.

근육 트레이닝을 지속해야 하는 이유 3 : 마음을 건강하게 만든다

동양인은 서양인에 비해 불안 장애나 우울증이 많다고 알려져 있다. 정신의학과 뇌과학에서는 이러한 현상을 세로토닌(serotonin)의 분비량 때문이라고 밝혔다. 동양인의 97%는 뇌에서 세로토닌이 적게 분비되고 부정적인 일에 대해 강한 불안을 품는다.

적은 세로토닌 분비량 때문에 생긴 불안은 지나치게 성실하고 꼼꼼하며, 책임감이 강하고 트러블을 과도하게 꺼리는 '멜랑콜리 친화형 우울증' 같은 성격을 형성하는 데 영향을 미친다. 이러한 성격은 불안 장애나 우울증에 빠지기 쉽다.

인간은 약 400만 년 전에 두 발로 걷기 시작하면서 밀림에서 초원으로 삶의 터전을 옮겼다. 초원은 사자와 같은 육식동물의 서식지이기도 해서 잡아먹힐 위험도 컸다. 하지만 인간은 바로 불안 덕분에 초원에서 살아남았다. 매일 불안에 맞서 살아온 개체만이 자손을 남길 수 있었기 때문이다.

그리고 수백만 년에 걸친 진화의 과정에서 우리 현대인도 불안이라는 감정을 이어받았다. 오늘날에도 초원의 상황과 비슷한 순간은 얼마든지 있다. 회사, 학교, 집… 곳곳에서 마주치는 복잡한 인간관계는 현대를 살아가는 우리에게 커다란 불안을 안겨준다. 불안은 우리에게 없어서는 안 될 감정이지만 불안이 과도한 상태가 지속되면 불안 장애나 우울증 등 마음의 병이 찾아온다.

그동안 정신의학이나 스포츠과학에서는 약물 치료나 인지행동요법의 보조적 수단으로 유산소 운동에 주목해왔다. 유산소 운동을 하면 행복감을 높이는 세로토닌이나 엔도르핀과 같은 신경전달물질, 신경성장인자가 증가하는데 이러한 요소는 불안을 가라앉히는 데 관여한다. 또 유산소 운동은 안정 시의 심박수를 감소시킨다. 그래서 불안을 느낄 때도 상대적으로 심박수가 덜 증가한다.

| 근육 트레이닝은 불안과 우울증을 개선한다

최근에는 유산소 운동뿐 아니라 근육 트레이닝도 불안을 해소하는 운동으로 주목받기 시작했다. 2017년에 근육 트레이닝과 불안 및 스트레스의 관계를 조사한 16건의 연구 보고를 정리하고 검증한 메타 분석이 세계 최초로 보고되었다. 근육 트레이닝은 건강한 사람의 불안을 대폭 개선할 뿐 아니라 불안 장애 환자의 불안도 개선하는 것으로 밝혀졌다. 성별이나 나이는 불안을 개선하는 효과에 영향을 미치지 않았다. 누구든 근육 트레이닝을 하면 불안을 잠재울 수 있다는 의미다.

근육 트레이닝은 우울증에도 효과적이다. 운동하는 사람은 운동하지 않는 사람에 비해, 몸과 마음의 건강이 악화된 날이 1개월 전보다 1.49일 적었다. 일주일에 3~5회, 1회 45분 이상 근육 트레이닝을 한 피험자는 우울증 개선 효과가 20.1%나 증가했다. 덧붙여 1회 3시간씩 주 5회 이상으로 과도하게 운동하면 오히려 마음의 건강이 악화된다는 사실도 알아냈다.

앞서 말했듯이 세로토닌 분비량이 적으면 불안 장애나 우울증에 걸리기 쉽다. 그만큼 마음의 건강이 악화될 위험도 크다. 그래서 정신의학이나 스포츠과학 분야에서는 불안 장애나 우울증으로 발전하기 전에 마음을 관리해야 한다고 말한다.

만약 마음이 평소와 같지 않고 위화감이 든다면 반드시 "불안하거나 우울하거나 스트레스가 쌓였을 때는 근육 트레이닝을 하자!"라는 말을 떠올리기 바란다.

좋다는 것을 알면서도 근육 트레이닝을 지속하지 못하는 이유

지금까지 근육 트레이닝을 해야 하는 이유를 설명했다. 근육 트레이닝을 하면 몸과 마음이 건강해져 매력적인 인간이 될 수 있다. 이 정도로 큰 수익이 돌아오는 투자는 또 없다. 하지만 근육 트레이닝을 시작한 뒤 1년간 꾸준히 하는 사람은 4% 정도다(도표 90). 왜 많은 혜택을 얻을 수 있다는 걸 알면서 근육 트레이닝을 지속하지 못할까?

| 근육 트레이닝을 지속하지 못하는 것은 당연하다

행동과학이나 심리학 같은 분야에서는 이러한 인간의 모순된 성질을 '운동의 역설(the exercise paradox)'이라고 부른다. 사람들은 대부

도표 90

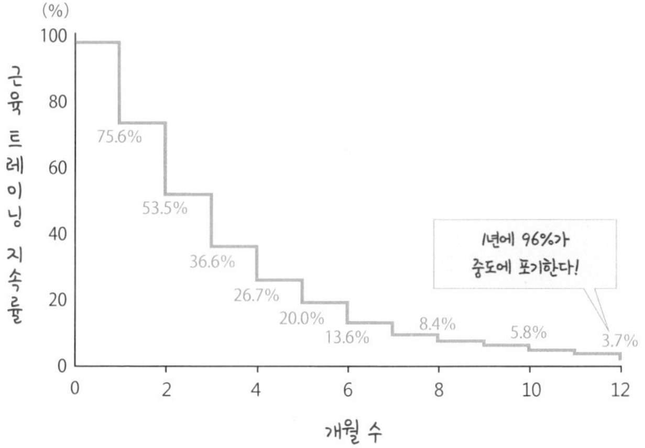

출처: Sperandei S, 2012.

분 건강하길 바라면서도 집에 드러누워 TV를 보는 건강하지 않은 행동을 좋아하고 근육 트레이닝처럼 건강에 좋은 행동은 꺼린다.

이러한 모순을 설명하기 위해 그동안 여러 연구자가 논의를 거듭해왔다. 그러던 중 현대의 진화론에서 답을 찾아냈다. 하버드대학교의 진화생물학자인 다니엘 리버먼(Daniel Lieberman)은 우리가 근육 트레이닝을 계속하지 못하는 이유에 대해 이렇게 말한다.

"애초에 인간은 근육 트레이닝을 하게끔 설계되어 있지 않다."

약 180만 년 전, 인간은 이족보행을 시작으로 현생인류와 같은 신체적 특징을 획득했다. 먼 거리를 달리는 데 유리하도록 진화의 과정에서 긴 다리, 긴 아킬레스건, 큰 대둔근, 열을 충분히 배출할 수 있는 발한 기능 등을 갖추었다.

반면 인간 이외의 포유류는 순발력이 뛰어난 백색 근육이 많고 발한 기능이 약하기 때문에 먼 거리를 달리면 휴식을 취해야 한다. 그래서 인간은 사냥을 할 때 '술래잡기 전략'을 택했다. 끝없이 사냥감을 쫓아다니면서 그들이 지쳐서 휴식을 취하는 순간을 노렸다.

이처럼 인간은 오랜 세월에 걸쳐 자신의 몸을 수렵 활동에 적합하도록 진화시켜왔다. 우리의 몸은 진화론적 합리성에 맞게 설계되어 있다는 뜻이다. 그리고 이러한 진화론적 합리성의 관점에서 보면 현대인이 근육 트레이닝을 지속하지 못하는 이유를 알 수 있다.

| 휴식은 곧 생존의 열쇠다

인간은 수렵을 하기 위해 하루에 평균 15km를 이동했다. 이동하는 데 걸린 시간은 대략 4~6시간으로 추정된다. 이 정도의 활동량은 현대인의 약 2배에 달한다. 당시에 처한 환경에서 살아남으려면 상당한 양의 에너지가 필요했을 것으로 추측할 수 있다.

그런데 활동량이 이렇게 많은데도 식사로 공급받는 에너지가 적었다. 그 당시 남성이 공급받던 에너지는 하루에 2,600~3,000kcal였을 것으로 추측한다. 임신이나 육아를 담당했던 여성도 남성 못지않게 많은 에너지를 공급받아야 했을 것이다. 그래서 구석기 시대에는 늘 식량이 부족해 빈곤에 시달렸다. 이를 바탕으로 다니엘 리버먼은 하나의 가설을 세웠다.

"휴식이 생존과 재생의 열쇠였을 것이다."

식량이 부족한 환경에서는 한정된 에너지를 효율적으로 사용해야 한다. 자손을 번영시키려면 우선적으로 생식 활동을 하고 식량을 얻기 위해 사냥을 하고 육식 동물로부터 달아나야 했다. 그런데 에너지가 부족하면 아무것도 할 수 없다.

이러한 우선 사항을 처리하려면 에너지를 아끼고 쉬어야 했다. 즉, 휴식은 진화론적 합리성에 근거하고 있다. 인간은 살아남기 위해 적게 섭취한 에너지를 수렵이나 생식 활동에 우선 사용하고, 나머지 시간에는 최대한 에너지를 사용하지 않는 식으로 진화했다.

인간은 약 200만 년이라는 터무니없이 긴 석기 시대에 몸과 마음을 적응시켰다. 그리고 약 1만 년 전부터 농경이 시작되어 현재는 수렵을 하지 않아도 식량이 부족할 일은 없다. 하지만 우리의 몸과 마음은 석기 시대에 설계된 그대로다.

단단하게 포장된 아스팔트를 걸으며 사는 우리가 매일 15km나 달릴 일은 없다. 보통은 책상 앞에 앉아 일하고, 칼로리가 높은 음식을 먹고, 집에서는 TV를 보면서 빈둥거린다. 그러다가 마음을 다잡고 근육 트레이닝을 하러 나서려는 우리에게 석기 시대에 설계된 마음이 말을 건넨다.

"쓸데없이 에너지 낭비하지 말고 그냥 집에서 쉬자."

이것이 오늘날 진화론에서 밝혀낸 역설에 대한 답이자 근육 트레이닝을 계속하지 못하는 이유다. 다시 말해, 근육 트레이닝을 꾸준히 못 하는 것은 우리의 의지가 약해서가 아니라 에너지 낭비를 막기 위한 자연스럽고 생리적인 반응인 것이다. 다니엘 리버먼은 "유감스럽게도 마음을 바꾸는 특효약은 없다"라고 덧붙였다.

그래도 나는 몸과 마음의 건강을 생각한다면 근육 트레이닝은 평생 계속하는 편이 좋다고 생각한다. 다니엘 리버먼은 대신 돌파구가 되어줄 말을 하나 더 남겼다.

"마음을 바꿀 수 없다면 환경(구조)을 바꾸면 된다."

근육 트레이닝을 지속하는 기술 1 : 의지력을 관리하라!

뜬금없지만 질문을 던지겠다. 여러분이라면 26주 후에 받을 수 있는 10만 원과 30주 후에 받을 수 있는 11만 원 중 어느 쪽을 고르겠는가? 이 물음에 대해 60%는 30주 후의 11만 원을 선택했다.

그렇다면 이런 상황이라면 어떨까. 지금 당장 받을 수 있는 10만 원과 4주 후에 받을 수 있는 11만 원 중 어느 쪽을 고르겠는가? 이 물음에는 80%가 지금 당장 받을 수 있는 10만 원을 선택했다.

첫 번째 질문은 반년 이상이라는 먼 미래에 얻게 될 금액을 선택하는 것이었다. 이 경우에는 돈을 4주 정도 늦게 받더라도 많은 사람이 높은 금액을 선택했다. 그런데 두 번째 질문을 받은 사람들은 대다수가 4주 후의 높은 금액보다 지금 당장 받을 수 있는 적은 금액을 선택했다.

행동경제학에서는 이러한 인간의 비합리적인 성질을 '현재 편향(present bias)'이라고 부른다. 근육 트레이닝을 지속하는 데도 현재 편향이 영향을 미친다. 이 책에서는 이제까지 '꾸준히 근육 트레이닝을 하면 앞으로 이런저런 혜택을 많이 누릴 수 있다'라는 이야기를 해왔다. 하지만 대다수는 근육 트레이닝으로 얻을 수 있는 장기적 이익보다 지금 당장 빈둥거리고 싶은 욕구를 택한다. 그런데 만약 '금전적 보상'을 제공한다면 현재 편향적인 욕구를 대신해 트레이닝 동기를 부여해주지 않을까?

연구자들은 위와 같은 가설을 세우고 금전적 보상의 효과를 검증했다. 하지만 연구 결과, 돈을 받을 수 있을 때는 트레이닝에 참가하지만 보상이 사라지면 행동도 지속되지 않았다. 이처럼 금전적 보상과 같은 외적 동기는 불안정하다. 따라서 근육 트레이닝을 계속하려면 내적 동기를 자극해야 한다.

| 의지력을 관리하자

사회심리학은 보상이 아닌 인간의 의지력에 주목했다. 그리고 근육 트레이닝을 계속하는 방법을 다음과 같이 제안했다.

"의지력을 관리하자."

의지력은 근력에 비유할 수 있다. 이를 '의지력의 근력 모델'이라고 부르기도 한다. 기구를 사용해 운동하다 보면 처음에는 잘 버티다가 머지않아 들어올릴 수 없게 되는 순간이 온다. 마찬가지로 의지력도 감정을 억누르거나 스트레스와 같은 심리적 압박을 받으면 점점 소모되어 참지 못하는 순간이 불현듯 찾아온다.

즉, 의지력은 무한한 것이 아니라 유한한 자원이다. 의지력이 바닥난 상태를 자아 고갈(ego depletion)이라고 부르는데, 이 상태에 빠지면 아주 약한 유혹조차 뿌리칠 수 없게 된다. 따라서 근육 트레이닝을 하기 전에는 의지력을 최대한 보존하는 것이 중요하다.

그렇다면 어떤 경우에 의지력이 바닥나서 자아 고갈 상태에 빠지게 될까? 함께 자세히 알아보자.

| 욕구를 억제하면 의지력이 소모된다

어떤 상황에서 의지력이 소모되는지 보여주는 실험을 소개하겠다. 연구팀은 사전에 끼니를 거르라고 지시해둔 피험자들을 A와 B 그룹으로 나눴다. A 그룹에는 맛있어 보이는 쿠키를 먹어도 된다고 허용했고, B 그룹에는 빈말로라도 맛있어 보인다고 말하기 어려운 래디시(작고 동그란 붉은색 무)를 먹어도 된다고 허용했다. 쿠키와 래디시는 같은 테이블 위에 아무렇게나 놓여 있었다. 피험자들은 일정 시간 동안 지정된 음식을 먹어야 했다. 그 후 다른 방으로 이동해 인지 과제라고 불리는 '풀 수 없는 퍼즐'에 도전했다.

그런데 쿠키를 먹은 A 그룹은 평균 20분 동안 퍼즐에 매달렸지만 래디시를 먹은 B 그룹은 평균 8분 만에 퍼즐 풀기를 포기했다. 쿠키를 먹고 싶다는 욕구를 억제하느라 의지력이 소모되어 자아 고갈 상태에 빠졌기 때문이다.

| 감정을 억누르면 의지력이 소모된다

다른 연구팀도 의지력과 관련된 실험을 준비해 C와 D로 그룹을 나눴다. C 그룹에는 바다거북이 목숨을 잃는 슬픈 영상을 보여주었다. 그리고 눈물을 흘리거나 슬픈 감정을 드러내서는 안 된다고 지시했다. 한편 D 그룹에는 감정에 호소하지 않는 평범한 영상을 보여주고, 별다른 지시를 하지 않았다.

영상을 본 피험자들에게 연이어 과제가 주어졌다. 화면에 잇달아 나타나는 글자를 보면서 글자가 어떤 색인지 답하는 스트루프 과제를 냈다. 가끔 '녹색'이라고 쓴 붉은색 글자가 나타나므로 과제를 해결하려면 지속적인 집중력이 필요하다.

실험 결과는 놀라웠다. 슬픈 영상을 본 C 그룹에서 오답률이 더 높았던 것이다. 이로써 자아 고갈은 감정을 억누를 때도 발생한다는 사실을 알 수 있다.

의지력과 자아 고갈을 다룬 실험은 어떻게 하면 근육 트레이닝을 계속할 수 있을지에 대한 단서를 제공한다. 예를 들어, 일을 마치고 헬스장에 가려고 하면 마음은 '쓸데없이 에너지 낭비하지 말고 집에서 쉬자'라고 유혹한다. 유혹을 뿌리치고 헬스장에 가려면 상당한 의지력이 필요하다. 하지만 일하느라 지쳐서 이미 자아가 고갈된 사람은 유혹을 잘 이겨내지 못한다.

이럴 때는 휴일처럼 의지력을 쓰지 않는 날이나 근무를 했지만 책임져야 할 일이 적어 의지력을 많이 쓰지 않는 날에 헬스장에 들르는 계획을 세워보자. 그러면 근육 트레이닝을 꾸준히 해나갈 수 있다.

목표를 세울 때 주의할 것이 있다. 근육 단련 이외에 다른 목표, 예를 들어 다이어트라는 목표를 동시에 이루려고 하면 더욱 큰 의지력이 필요하다. 따라서 목표는 하나로 추리는 것이 좋다. 우선은 근육 단련에만 집중하자.

근육 트레이닝을 계속하면 몸이 커지고 점점 더 무거운 것을 들어 올릴 수 있는데, 이러한 변화 자체가 보상으로 작용한다. 보상이 있으면 의지력은 소모되지 않는다.

모든 사람이 강한 의지력을 가질 수는 없다. 중요한 것은 의지력을 강화하는 것이 아니라 '한정된 자원'을 '효율적으로 관리'하는 것임을 기억하자.

근육 트레이닝을 지속하는 기술 2
: 마시멜로 실험을 응용하자!

앞에서는 사회심리학의 관점에서 근육 트레이닝을 계속하지 못하는 이유를 살펴보았다. 의지가 약해서가 아니라 '의지를 잘 관리하지 못하기 때문'이었다. 발달심리학에서는 사회심리학의 견해를 더욱 심도 있게 검증했다. 이들은 '마시멜로 실험'으로 아이의 의지력을 시험해, 의지력을 관리하는 방법론을 확립했다.

| 의지력을 시험하는 마시멜로 실험

평범한 방에 연구자와 피험자인 아이가 함께 들어간다. 의자에 앉은 아이의 눈앞에는 마시멜로가 1개 놓여 있다. 연구자는 "지금 마시멜로를 먹어도 되지만 내가 돌아올 때까지 15분 동안 참으면 1개를 더 줄게. 만약 마시멜로를 먹어버리면 1개를 더 주지는 않을 거야"라는 말을 남기고 방을 나간다.

아이는 마시멜로는 먹을까, 아니면 먹지 않고 참을까? 이것이 바로 그 유명한 마시멜로 실험이다.

1970년 미국 스탠퍼드대학교의 미셸(Mischel W) 박사팀은 유치원에 다니는 아이들을 대상으로 마시멜로 실험을 진행했다. 아이들 중 3분의 2는 참지 못하고 눈앞의 마시멜로를 먹었으며, 나머지 3분의 1은 먹지 않고 15분을 기다려서 마시멜로를 1개 더 받을 수 있었다. 이처럼 유년기 아이들의 의지력에도 개인차가 있다.

그 후 연구팀은 마시멜로 실험에 참가한 아이들이 32세가 될 때까지 추적 조사를 실시했다. 어릴 때의 의지력이 이후의 건강, 경제력, 범죄 가능성과 어느 정도 관련이 있는지 알아보기 위해서다. 그 결과가 놀라웠다. 마시멜로를 먹지 않고 참아낸, 다시 말해 의지력이 강한 아이일수록 건강하고 경제적으로 넉넉했으며 범죄에 얽히지 않는 삶을 살고 있었다(도표 91).

반대로 연구자가 나간 후 바로 마시멜로를 먹어버린 의지력이 약한 아이일수록 질병에 잘 걸리고 경제적으로 빈곤했으며 범죄에 얽히기 쉬운 것으로 나타났다. 의지력이 약한 아이도 일상에서 직면하는 대부분의 상황에서는 자제력을 발휘할 줄 안다. 문제는 매력적인 유혹에 직면했을 때다.

도표 91

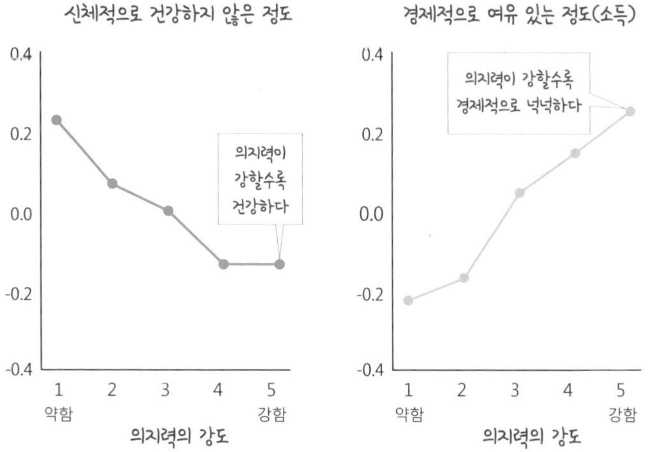

출처: Moffitt TE, 2011.

의지력이 약해도 유혹에 흔들리지 않으려면 어떻게 해야 할까? 연구자들은 검증을 통해 그러한 상황에 적용할 수 있는 방법을 고안해냈다. 바로 '만약에 계획(if-then plan)'이다.

| 의지력이 약해도 유혹에 흔들리지 않을 수 있다

마시멜로를 1개 더 얻어낸 아이들에게는 공통된 특징이 있었다. 이 아이들은 마시멜로를 신경 쓰지 않기 위해 다른 것으로 관심을 돌

렸던 것이다. 실험 도중 무언극을 하거나 핸드벨(손잡이를 잡고 흔들어서 소리를 내는 종 모양의 악기)을 소리 나지 않게 조심히 들어올리려고 애썼다. 또는 벽을 두드리면서 그 소리에 귀를 기울이는 등 다양한 행동을 했다. 즉, 마시멜로의 유혹에 의지력을 소비하지 않기 위해 다른 대상에 집중했던 것이다.

그에 반해, 참지 못하고 마시멜로를 그 자리에서 먹어버린 아이들은 유혹을 이겨내기 위해 가만히 마시멜로를 바라보면서 의지력을 소모했다.

이러한 상황에 대처하기 위해 고안된 것이 만약에 계획(만약에 … 한다면, 그때는 …)이며, 이를 검증하기 위해 '미스터 클라운 박스 실험'이 진행되었다. 미스터 클라운은 나무 상자에 담긴 피에로 인형이다. 상자 안에는 장난감과 과자가 들어 있고 신나는 음악이 나오면서 피에로가 아이들에게 말을 건넨다.

"같이 놀자! 정말 재미있어!"

아이들은 피에로의 유혹에 쉽게 흔들렸다. 하던 행동을 바로 그만두고 미스터 클라운과 즐겁게 놀기 시작했다. 이때 연구자가 한 어린이 그룹에 "만약 미스터 클라운이 놀자고 하면 '나는 뭘 하는 중이어서 지금은 같이 놀 수 없어'라고 말해보자"라는 지시를 했다. 그저 단순한 규칙을 정했을 뿐인데 아이들은 미스터 클라운의 유혹을 뿌리치고 하고 있던 행동을 이어서 해나갔다. 즉, 의지력을 소모하지 않고도 유혹에서 빠져나왔던 것이다.

이러한 결과는 미리 '만약(if) 유혹에 직면한다면 그때는(then) 이렇게 행동하자'라고 정해두기만 해도 의지력을 쓰지 않고 유혹을 피할 수 있다는 사실을 보여준다.

| 의지력을 소모하지 않으려면 명확한 실행 계획을 세우자

지금도 우리의 눈앞에는 수많은 유혹이 펼쳐진다. 매일 근육 트레이닝을 꾸준히 해야겠다고 마음먹지만 퇴근 후 집에 돌아와 헬스장에 가기 전 잠시 소파에 앉으면 TV가 보이고, 앉은 자리 바로 옆에는 스마트폰이 놓여 있다. 이때 무심코 TV를 켜거나 스마트폰을 하면서 뒹굴다 보면 시간은 금세 흐른다. 결국 "내일 가지 뭐" 하고 운동을 포기한다.

하지만 목표를 실행하지 못하고 유혹에 넘어간 것은 의지가 약해서가 아니다. 애초에 인간은 근육 트레이닝을 하게끔 설계되지 않았고 일하느라 의지력을 다 써버려서 유혹에 저항할 수 없기 때문이다. 아이들이 눈앞의 마시멜로를 먹어버렸듯이 우리가 일상에서 펼쳐진 마시멜로 실험에서 탈락하는 것도 어쩔 수 없다.

그러면 어떻게 하면 좋을까? 어떻게 해야 유혹을 뿌리치고 목표했던 근육 트레이닝을 할 수 있을까?

우선 헬스장에 가는 것을 막는 유혹의 요소가 무엇인지 명확히 해야 한다. 위의 경우에는 소파, TV, 스마트폰이 유혹의 요소다. 그런 다음에는 '만약에 계획'을 써보자.

"집에 돌아오면 소파에 앉지 말고 커피를 내린다. 커피를 마실 때 TV는 켜지 않는다. 스마트폰을 가방에서 꺼내지 않는다. 커피를 다 마시면 운동복을 챙겨서 집을 나선다."

이렇게 유혹의 대상이 무엇인지 확실히 따져보고 이를 피하는 간단한 계획을 세우면 불필요하게 의지력을 소모하지 않고, 그저 계획에 따라 행동하기만 해도 헬스장으로 갈 수 있다. 마시멜로 실험을 응용해서 자신에게 맞는 해결책을 마련해보자. 그러면 앞으로 꾸준히 근육 트레이닝을 계속해나갈 수 있을 것이다.

근육 트레이닝을 지속하는 기술 3 : 뇌를 해킹하라

누군가에게 첫눈에 반하는 순간, 논리적인 이유는 존재하지 않는다. '○○라서 ××가 좋다'가 아니라, 첫눈에 맥박이 빨라지고 '이건 사랑이다!'라고 직감한 순간 사랑에 빠진다.

감정이라는 주관적 요소를 과학적으로 다룰 때는 정서(affect)라는 개념이 중요하다. 이를 식으로 나타내면 다음과 같다.

정서 = 정서 표출 + 정서 체험(감정)

심리학에서는 감정을 이해하기 위해 '좋아한다'라는 감정을 '정서 체험'으로 보고, '두근거린다'와 같은 심박수의 증가를 '정서 표출'로 본다. 첫눈에 반하는 것은 '두근거림'이라는 정서 표출이 뇌로 전달

되어 '좋아한다'라는 정서 체험으로 해석되었다고 볼 수 있다.

정서는 이러한 정서 표출과 정서 체험의 합으로 정의된다. 이때 '좋아한다'에 해당하는 정서 체험이 감정이다. 정서 표출과 정서 체험을 구분하는 이유는 이 2가지 개념이 서로 다른 두뇌 회로를 거쳐 처리되기 때문이다.

그렇다면 의문이 생길 지도 모르겠다. 우리의 마음은 두근거린 심장에 있을까, 아니면 두근거림을 좋아하는 감정으로 해석한 뇌에 있을까?

》 좋아하니까 가슴이 두근거리는 것일까, 두근거리니까 좋아하게 된 것일까?

위의 의문을 설명하는 이론 중 외부에서 어떤 정보가 들어와 신체 반응(심박수·호흡수의 증가, 발한 등)을 일으키면 뇌가 그 변화를 감지해 정서가 생긴다고 보는 '말초기원설'이 있다. 말초기원설에 따르면 두근거리니까 좋아하게 된 것이다.

말초기원설을 실험적으로 증명한 것이 그 유명한 '흔들다리 실험'이다. 당시의 연구팀은 피험자인 남성들을 깊은 협곡에 걸린 흔들다리를 건너는 그룹과 흔들리지 않는 평범한 다리를 건너는 그룹으로 나눠 실험을 진행했다. 남성이 다리를 중간쯤 건너왔을 때 한 여성이 다가와 설문 조사를 부탁한다고 말을 건다. 그리고 설문의 결과가 궁금하면 연락을 달라며 전화번호가 적힌 종이를 건넨다.

실험 결과, 흔들다리를 건넌 남성이 평범한 다리를 건넌 남성보다 여성에게 연락을 더 많이 했다. 흔들다리를 건너면서 느낀 공포로 심박수가 변화(말초신경계의 변화)하자, 뇌가 '혹시 사랑인가?'라고 잘못 인지한 결과로 해석된다.

이에 반해 동물의 뇌와 척수를 분리해서 말초신경의 감각 정보가 뇌에 전달되지 않게 해도 정서가 나타났다는 놀라운 연구 결과도 있다. 정서는 가장 먼저 뇌(중추신경계)에서 생겨나고, 뇌에서 보낸 신호를 말초신경계가 받아서 전달해야 신체 반응이 일어난다고 주장하는 '중추기원설'이다. 중추기원설에 따르면 '좋아하니까 두근거리는 것'이 맞다.

그 후 여러 동물 실험을 거듭하면서 정서 표출과 정서 체험은 각각 뇌의 다른 회로에서 발생한다는 사실이 밝혀졌다. 이를 바탕으로 정서는 말초신경계와 중추신경계 양쪽 모두의 영향을 받는다고 설명하는 '샤흐터와 싱어의 정서 2요인 이론(Schachter-Singer 이론)'이 나오면서 논쟁에 종지부가 찍혔다.

다시 말해, 뇌는 신체 반응을 일으키지만(중추기원설) 신체 반응도 뇌에 영향을 준다(말초기원설). 오늘날 뇌과학 분야에서는 '정서는 뇌에서 생성되지만 말초신경계(온몸의 기관)에서도 뇌에 반응 정보를 보내 이것이 다시 정서에 영향을 미치고 변화시킨다'라고 설명한다. 좋아하기 위해 가슴을 두근거리게 만들 필요는 없지만 '두근거리면 좋아하는 마음이 점점 강해진다'라고 말할 수 있는 것이다.

그렇다면 근육 트레이닝을 할 때 의욕이라는 정서는 어떻게 설명할 수 있을까? 우리는 의욕이 있어서 근육 트레이닝을 할까, 아니면 근육 트레이닝을 해서 의욕이 생기는 것일까?

다시 눈앞에 펼쳐진 유혹에 대해 떠올려보자. 일을 마치고 '오늘은 꼭 헬스장에 가야지!'라는 각오를 하며 집에 돌아온다. 집에 도착하면 소파에 걸터앉아 한숨을 돌린다. 무심코 TV를 켜서 보고 스마트폰을 하면서 뒹구는 사이에, 헬스장에 갈 타이밍을 놓치고 만다. 진화론은 이처럼 헬스장에 가지 않고 뒹구는 것이 '정상'이라고 말한다. 이는 뇌과학으로도 설명할 수 있다.

인간은 생존이나 자손 번영을 위해 식사나 생식 활동을 하면 쾌감이라는 보상을 느끼도록 설계되어 있다. 맛있는 음식을 먹거나 사랑하는 사람과 데이트를 할 때 기분이 좋아지는 이유는 뇌에 있는 보상 체계가 작동하기 때문이다.

보상 체계에서 중요한 것은 도파민이다. 도파민은 복측피개영역(VTA, Ventral Tegmental Area)에 있는 도파민 작동성 뉴런(dopaminergic neuron)이 만들어내는 신경전달물질이다. 이들 뉴런은 전전두엽, 편도체, 해마, 측좌핵과 같은 부위의 신경 회로와 연결되어 있다(도표 92).

도파민이 전전두엽으로 분비되면 '기분 좋다'라는 정서가 인지된다. 도파민이 측좌핵으로 분비되면 분비를 일으킨 원인이라고 뇌가 인지한 행동이 강화된다. 인간은 생존이나 자손 번영에 관여하는 기본적 욕구로 이어지는 행동을 강화하기 위해 이와 같은 보상 체계를

도표 92

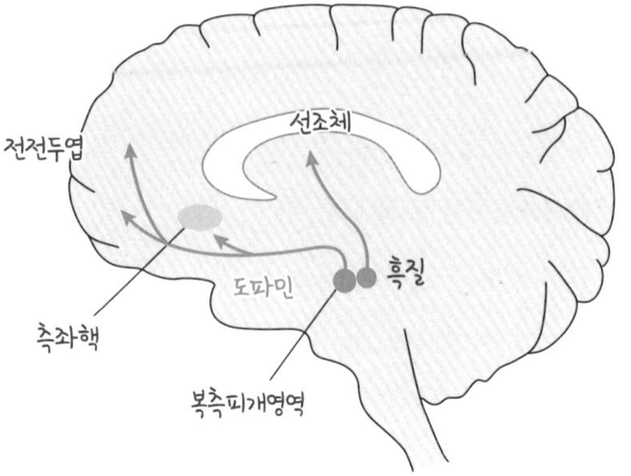

만들어낸다.

최신 뇌과학에서는 앉거나 누워서 뒹굴 때 뇌의 보상 체계가 활성화된다고 보고했다. 이는 뇌가 '뒹구는 것'을 생존에 필요한 행동으로 판단한다는 의미다. 즉, 뇌과학의 관점에서도 드러누워서 뒹굴고 싶어 하는 욕구는 식욕과 마찬가지로 정상에 해당한다.

따라서 헬스장에 가려면 뒹굴면서 쉴 때 보상 체계가 작동하지 않도록 만들어야 한다. 어떤 방법이 있을까? 이 물음에 뇌과학은 이렇게 답한다.

"도파민을 해킹하라."

| 걷기만 해도 도파민을 해킹할 수 있다

도파민은 뇌의 보상 체계를 작동시키는 신경전달물질이다. 도파민은 복측피개영역에 있는 뉴런에서 분비되므로, 특정 방법으로 도파민의 분비를 촉진하면 뒹굴 때 느끼는 쾌감을 차단할 수 있다. 그 방법은 무엇일까?

간단하다. 그냥 일어나서 걸으면 된다. '걷기만 하면 된다고?'라는 의문을 가질지도 모르겠다. 하지만 자세를 바꿔서 걷기만 해도 복측피개영역이 활성화되어 도파민이 분비된다. 이는 동물 실험을 통해 확인된 사실이다.

일어나서 자세를 바꾸거나 걷기 시작하면 대뇌피질에 있는 운동영역 및 운동 관련 영역이 활성화되면서 신경 활동이 일어난다. 그리고 신경 활동이 중뇌의 보행 영역이라고 불리는 쐐기핵, 대뇌각교뇌핵으로 전달된다.

대뇌각교뇌핵이 활성화되면 아세틸콜린, 글루타민산이 분비되어 복측피개영역과 흑질이 활성화되면서 도파민의 분비가 촉진된다(도표 93). 복측피개영역에서 전전두엽으로 도파민이 분비되면 '행동 각성'이 일어나 뒹굴며 쉬는 행위에서 오는 쾌감을 차단할 수 있다.

걸을 때는 무엇이든 좋으니 작은 목적을 달성하자. 예를 들면 헬스장에 들고 갈 짐을 싸거나 커피를 내리거나 화장실에 가는 등 작은 목적을 수행하는 것이다. 목적을 달성하면 복측피개영역에서 더욱

도표 93

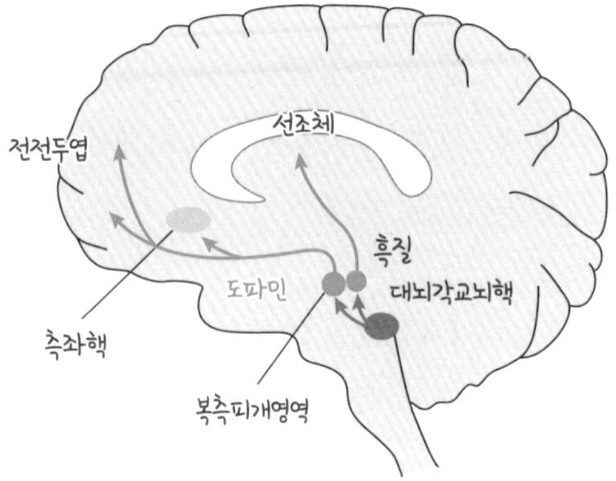

많은 도파민이 분비된다. 그러면 전전두엽에서 일어나는 행동 각성이 강화되고, 동시에 측좌핵도 활성화되어 행동이 강화된다. 주변을 슬쩍슬쩍 청소하다 보니 행동 스위치가 켜져서 여기저기를 꼼꼼하게 청소하게 되는 현상을 떠올려보면 이해하기 쉽다.

정리해보겠다. 일어나서 걸으면 도파민의 분비가 촉진되면서 행동 각성이 일어난다. 그 후 작은 목적을 달성하면 행동이 더욱 강화된다. 이런 방식으로 뒹굴고 싶다는 욕구를 차단하고, 근육 트레이닝을 하고 싶다는 정서를 활성화시키면 헬스장을 향해 출발할 수 있게 된다. 이것이 뇌과학에서 말하는 도파민 해킹이다.

우리는 누군가를 좋아하면 심장이 두근거리고(중추기원설), 심장이 두근거리면 좋아한다고 느낀다(말초기원설). 마찬가지다. 의욕이 있을 때 근육 트레이닝을 하지만 근육 트레이닝을 하기 위해 몸을 가볍게 움직일 때도 의욕이 생겨난다. 이 점을 기억하자.

마치는 글

근육 트레이닝에 관련된 최신 과학적 근거를 소개하면서 그동안 옳다고 여겼던 상식이나 편견과 비교해가며 더욱 자세히 살펴보았다. 2000년대 이후 근력 강화와 근육 비대에 관한 연구가 급속히 진행되며 불필요하게 에너지를 낭비하지 않으면서 효과적으로 운동할 수 있는 방법이 많이 알려졌다. 앞으로도 메타 분석 등을 통한 신뢰도 높은 연구 보고는 더욱 늘어날 것이다.

그러는 사이에 우리가 생활하는 환경에도 커다란 변화가 찾아올 것이다. 특히 시선을 잡아끄는 것이 인공지능(AI)이다. 집에서 소파에 앉아 스마트폰을 조작하거나 스마트스피커에 말을 걸기만 하면 가전제품이 작동한다. 인터넷을 이용해 원하는 상품을 주문하면 짧을 때는 몇 시간 만에 물건이 도착한다. 무언가를 사기 위해 외출할 필요도 점점 사라지고 있다.

생활은 앞으로 더욱 편리해질 것이다. 이에 반해 진화론을 바탕으로 인간의 건강을 염려하는 진화의학에서는 운동 부족, 비만, 생활습관병이 더욱 늘어날 것으로 예측한다. 이러한 상황에서 근육 트레이닝의 중요성은 더욱 커질 수밖에 없다. 많은 사람이 편리함을 즐기느라 운동 부족으로 근육을 잃어가고 있기 때문이다.

그렇기에 우리는 반드시 근육을 키워야 한다. 외적인 매력을 갖추고, 수면의 질을 높이고, 불안을 잠재워 웃음을 되찾고, 질병에 강한 몸을 만들어야 한다. 이러한 일을 진지하게 고민해야 할 때가 왔다. 근육 트레이닝이야말로 인생의 과제를 해결해줄 솔루션이다. 분명 행복을 가져다줄 것이다.

근육 트레이닝에 관한 최신 과학적 근거를 알고, 실제에 적용해 자신에게 맞는 운동 방법을 설계한다면 근육 트레이닝을 꾸준히 계속해나갈 수 있다. 건강한 삶을 꾸리는 데 이 책이 조금이나마 도움이 된다면 더없이 기쁘겠다.

또한 근육 트레이닝에 관한 최신 정보는 수시로 갱신되고 있다. 기존의 상식은 새로운 연구 결과가 나오면 언제든 뒤집힐 수 있으니 꾸준히 지식을 업데이트하기 바란다.

안노 다쿠미시

[I]

근육을 키우는 방정식

Yoon MS, et al. mTOR as a Key Regulator in Maintaining Skeletal Muscle Mass. Front Physiol. 2017 Oct 17;8:788.

Ma XM, et al. Molecular mechanisms of mTOR-mediated translational control. Nat Rev Mol Cell Biol. 2009 May;10(5):307-18.

Henneman E, et al. Excitability and inhibitability of motoneurons of different sizes. J Neurophysiol. 1965 May;28(3):599-620.

MacDougall JD (1986). Morphological changes in human skeletal muscle following strength training and immobilization. In Human Muscle Power, eds. Jones, N. L., McCartney, N., & McComas, A.J., pp. 269-288. Human Kinetics, Champaign, IL.

American College of Sports Medicine. American College of Sports Medicine position stand. Progression models in resistance training for healthy adults. Med Sci Sports Exerc. 2009 Mar;41(3):687-708.

총부하량: 근육 비대 효과를 높이려면 무거운 바벨을 들어야 한다?

Burd NA, et al. Resistance exercise volume affects myofibrillar protein synthesis and anabolic signalling molecule phosphorylation in young men. J Physiol. 2010a Aug 15;588(Pt 16):3119-30.

Burd NA, et al. Low-load high volume resistance exercise stimulates muscle protein synthesis more than high-load low volume resistance exercise in young men. PLoS One. 2010b Aug 9;5(8):e12033.

Mitchell CJ, et al. Resistance exercise load does not determine training-mediated hypertrophic gains in young men. J Appl Physiol (1985). 2012 Jul;113(1):71-7.

Morton RW, et al. Neither load nor systemic hormones determine resistance training-mediated hypertrophy or strength gains in resistance-trained young men. J Appl Physiol (1985). 2016 Jul 1;121(1):129-38.

Schoenfeld BJ, et al. Strength and Hypertrophy Adaptations Between Low- vs. High-Load Resistance Training: A Systematic Review and Meta-analysis. J Strength Cond Res. 2017 Dec;31(12):3508-3523.

Westad C, et al. Motor unit recruitment and derecruitment induced by brief increase in contraction amplitude of the human trapezius muscle. J Physiol. 2003 Oct 15;552(Pt 2):645-56.

Fisher J, et al. High- and Low-Load Resistance Training: Interpretation and Practical Application of Current Research Findings. Sports Med. 2017 Mar;47(3):393-400.

세트 사이의 휴식 시간: 세트와 세트 사이에 2분 이상 쉬어라

Kraemer WJ, et al. Hormonal responses and adaptations to resistance exercise and training. Sports Med. 2005;35(4):339-61.

Rahimi R, et al. Effects of very short rest periods on hormonal responses to resistance exercise in men. J Strength Cond Res. 2010 Jul;24(7):1851-9.

Bottaro M, et al, Effects of rest duration between sets of resistance training on acute hormonal responses in trained women. J Sci Med Sport. 2009 Jan;12(1):73-8.

West DW, et al. Associations of exercise-induced hormone profiles and gains in strength and hypertrophy in a large cohort after weight training. Eur J Appl Physiol. 2012 Jul;112(7):2693-702.

Mitchell CJ, et al. Muscular and systemic correlates of resistance training-induced muscle hypertrophy. PLoS One. 2013 Oct 9;8(10):e78636.

Ratamess NA, et al. The effect of rest interval length on metabolic responses to the bench press exercise. Eur J Appl Physiol. 2007 May;100(1):1-17.

Grgic J, et al. Effects of Rest Interval Duration in Resistance Training on Measures of Muscular Strength: A Systematic Review. Sports Med. 2017 Sep 20.

Hunter SK. Sex differences in human fatigability: mechanisms and insight to physiological responses. Acta Physiol (Oxf). 2014 Apr;210(4):768-89.

관절 가동 범위: 한계점에 다다를 때까지 관절을 크게 움직여라!

Pinto RS, et al. Effect of range of motion on muscle strength and thickness. J Strength Cond Res. 2012 Aug;26(8):2140-5.

Bloomquist K, et al. Effect of range of motion in heavy load squatting on muscle and tendon adaptations. Eur J Appl Physiol. 2013 Aug;113(8):2133-42.

Baroni BM, et al. Full Range of Motion Induces Greater Muscle Damage Than Partial Range of Motion in Elbow Flexion Exercise With Free Weights. J Strength Cond Res. 2017 Aug;31(8):2223-2230.

Morgan DL. New insights into the behavior of muscle during active lengthening. Biophys J. 1990 Feb;57(2):209-21.

운동 속도: 운동 속도는 8초 이내로 유지하라

Schoenfeld BJ, et al. Effect of repetition duration during resistance training on muscle hypertrophy: a systematic review and meta-analysis. Sports Med. 2015 Apr;45(4):577-85.

Shepstone TN, et al. Short-term high- vs. low-velocity isokinetic lengthening training results in greater hypertrophy of the elbow flexors in young men. J Appl Physiol (1985). 2005 May;98(5):1768-76.

Schuenke MD, et al. Early-phase muscular adaptations in response to slow-speed versus traditional resistance-training regimens. Eur J Appl Physiol. 2012 Oct;112(10):3585-95

근육 수축 양식: 네거티브 동작은 의식하지 않아도 된다

Douglas J, et al. Eccentric Exercise: Physiological Characteristics and Acute Responses. Sports Med. 2017 Apr;47(4):663-675.

Bamman MM, et al. Mechanical load increases muscle IGF-I and androgen receptor mRNA concentrations in humans. Am J Physiol Endocrinol Metab. 2001 Mar;280(3):E383-90.

Roig M, et al. The effects of eccentric versus concentric resistance training on muscle strength and mass in healthy adults: a systematic review with meta-analysis. Br J Sports Med. 2009 Aug;43(8):556-68.

Schoenfeld BJ, et al. Hypertrophic Effects of Concentric vs. Eccentric Muscle Actions: A Systematic Review and Meta-analysis. J Strength Cond Res. 2017 Sep;31(9):2599-2608.

운동 빈도: 일주일에 3회든 6회든 근육 트레이닝의 효과는 같다

American College of Sports Medicine. American College of Sports Medicine position stand. Progression models in resistance training for healthy adults. Med Sci Sports Exerc. 2009 Mar;41(3):687-708.

Schoenfeld BJ, et al. Effects of Resistance Training Frequency on Measures of Muscle Hypertrophy: A Systematic Review and Meta-Analysis. Sports Med. 2016 Nov;46(11):1689-1697.

Colquhoun RJ, et al. Training Volume, Not Frequency, Indicative of Maximal Strength Adaptations to Resistance Training. J Strength Cond Res. 2018 Jan 5.

Grgic J, et al. Resistance training frequency and skeletal muscle hypertrophy: A review of available evidence. J Sci Med Sport. 2018 Sep 13.

근력을 기르는 방정식

Narici MV, et al. Changes in force, cross-sectional area and neural activation during strength training and detraining of the human quadriceps. Eur J Appl Physiol Occup Physiol. 1989;59(4):310-9.

Fukunaga T, et al. Muscle volume is a major determinant of joint torque in humans. Acta Physiol Scand. 2001 Aug;172(4):249-55.

Scripture EW, et al. On the education of muscular control and power. Stud. Yale Psycol. Lab. 1894: 114-119.
Manca A, et al. Neurophysiological adaptations in the untrained side in conjunction with cross-education of muscle strength: a systematic review and meta-analysis. J Appl Physiol (1985). 2018 Feb 15.
Grosprêtre S, et al. Neural mechanisms of strength increase after one-week motor imagery training. Eur J Sport Sci. 2017 Dec 17:1-10.
Ruffino C, et al. Neural plasticity during motor learning with motor imagery practice: Review and perspectives. Neuroscience. 2017 Jan 26;341:61-78.

운동 강도: 근력 강화에는 고강도 운동이 답이다!

American College of Sports Medicine. American College of Sports Medicine position stand. Progression models in resistance training for healthy adults. Med Sci Sports Exerc. 2009 Mar;41(3):687-708.
Henneman E, et al. Excitability and inhibitability of motoneurons of different sizes. J Neurophysiol. 1965 May;28(3):599-620.
Schoenfeld BJ, et al. Strength and Hypertrophy Adaptations Between Low- vs. High-Load Resistance Training: A Systematic Review and Meta-analysis. J Strength Cond Res. 2017 Dec;31(12):3508-3523.

운동 속도: 근력을 기르고 싶다면 6초 이하의 속도로 움직여라

American College of Sports Medicine. American College of Sports Medicine position stand. Progression models in resistance training for healthy adults. Med Sci Sports Exerc. 2009 Mar;41(3):687-708.
Davies TB, et al. Effect of Movement Velocity During Resistance Training on Dynamic Muscular Strength: A Systematic Review and Meta-Analysis. Sports Med. 2017 Aug;47(8):1603-1617.

운동 빈도: 효과적으로 근력을 강화하려면 일주일에 몇 회 운동해야 할까?

American College of Sports Medicine. American College of Sports Medicine position stand. Progression models in resistance training for healthy adults. Med Sci Sports Exerc. 2009 Mar;41(3):687-708.
Grgic J, et al. Effect of Resistance Training Frequency on Gains in Muscular Strength: A Systematic Review and Meta-Analysis. Sports Med. 2018 May;48(5):1207-1220.
Ralston GW, et al. Weekly Training Frequency Effects on Strength Gain: A Meta-Analysis. Sports Med Open. 2018 Aug 3;4(1):36.

[2]

운동 전: 트레이닝은 전날 밤부터 시작된다

Kecklund G, et al. Health consequences of shift work and insufficient sleep. BMJ. 2016 Nov 1;355:i5210.
Cook C, et al. Acute caffeine ingestion's increase of voluntarily chosen resistance-training load after limited sleep. Int J Sport Nutr Exerc Metab. 2012 Jun;22(3):157-64.
Reilly T, Piercy M. The effect of partial sleep deprivation on weight-lifting performance. Ergonomics 1994; 37(1):107-115.
Souissi N, et al. Effects of time-of-day and partial sleep deprivation on short-term maximal performances of judo competitors. J Strength Cond Res. 2013 Sep;27(9):2473-80.
Knowles OE, et al. Inadequate sleep and muscle strength: Implications for resistance training. J Sci Med Sport. 2018 Feb 2. pii: S1440-2440(18)30030-6.

Skein M, et al. Intermittent-sprint performance and muscle glycogen after 30 h of sleep deprivation. Med Sci Sports Exerc. 2011 Jul;43(7):1301-11.
Sweeney EL, et al. Skeletal muscle insulin signaling and whole-body glucose metabolism following acute sleep restriction in healthy males. Physiol Rep. 2017 Dec;5(23).
Bonnar D, et al. Sleep Interventions Designed to Improve Athletic Performance and Recovery: A Systematic Review of Current Approaches. Sports Med. 2018 Mar;48(3):683-703.

운동 전: 트레이닝 전에는 스트레칭을 하지 마라

McHugh MP, et al. To stretch or not to stretch: the role of stretching in injury prevention and performance. Scand J Med Sci Sports. 2010 Apr;20(2):169-81.
Shrier I, et al. Does stretching improve performance? A systematic and critical review of the literature. Clin J Sport Med. 2004 Sep;14(5):267-73.
Nelson AG, et al. Acute muscle stretching inhibits muscle strength endurance performance. J Strength Cond Res. 2005 May;19(2):338-43.
Barroso R, et al. Maximal strength, number of repetitions, and total volume are differently affected by static-, ballistic-, and proprioceptive neuromuscular facilitation stretching. J Strength Cond Res. 2012 Sep;26(9):2432-7.
Herda TJ, et al. Acute effects of static versus dynamic stretching on isometric peak torque, electromyography, and mechanomyography of the biceps femoris muscle. J Strength Cond Res. 2008 May;22(3):809-17.
Burd NA, et al. Resistance exercise volume affects myofibrillar protein synthesis and anabolic signalling molecule phosphorylation in young men. J Physiol. 2010 Aug 15;588(Pt 16):3119-30.
Junior RM, et al. Effect of the flexibility training performed immediately before resistance training on muscle hypertrophy, maximum strength and flexibility. Eur J Appl Physiol. 2017 Apr;117(4):767-774.
Kay AD, et al. Effect of acute static stretch on maximal muscle performance: a systematic review. Med Sci Sports Exerc. 2012 Jan;44(1):154-64.
Kay AD, et al. Moderate-duration static stretch reduces active and passive plantar flexor moment but not Achilles tendon stiffness or active muscle length. J Appl Physiol (1985). 2009 Apr;106(4):1249-56.

운동 전: 유산소 운동 후에는 낮은 강도로 몸을 풀어주자

Bishop D, et al. Warm up I: potential mechanisms and the effects of passive warm up on exercise performance. Sports Med. 2003;33(6):439-54.
McGowan CJ, et al. Warm-Up Strategies for Sport and Exercise: Mechanisms and Applications. Sports Med. 2015 Nov;45(11):1523-46.
Abad CC, et al. Combination of general and specific warm-ups improves leg-press one repetition maximum compared with specific warm-up in trained individuals. J Strength Cond Res. 2011 Aug;25(8):2242-5.
Sá MA, et al. Acute effects of different stretching techniques on the number of repetitions in a single lower body resistance training session. J Hum Kinet. 2015 Apr 7;45:177-85.

3대 트레이닝 - 스쿼트 편 1: 과학적으로 올바른 스쿼트의 기본 자세

《Starting Strength》(Mark Rippetoe)
Wretenberg P, et al. High- and low-bar squatting techniques during weight-training. Med Sci Sports Exerc. 1996 Feb;28(2):218-24.
Glassbrook DJ, A Review of the Biomechanical Differences Between the High-Bar and Low-Bar Back-Squat. J Strength Cond Res. 2017 Sep;31(9):2618-2634.
[도표 33] Mark Rippetoe Starting Strength: Basic Barbell Training (3rd Edition), The Aasgaard Company, 2011, Figer2-30

3대 트레이닝 - 스쿼트 편 2: 하이 바 스쿼트와 로우 바 스쿼트
《Starting Strength》(Mark Rippetoe)
Glassbrook DJ, et al. A Review of the Biomechanical Differences Between the High-Bar and Low-Bar Back-Squat. J Strength Cond Res. 2017 Sep;31(9):2618-2634.
[도표 34] Mark Rippetoe Starting Strength: Basic Barbell Training (3rd Edition), The Aasgaard Company, 2011, Figer2-12, 2-8
[도표 35] Mark Rippetoe Starting Strength: Basic Barbell Training (3rd Edition), The Aasgaard Company, 2011, Figer2-12, 2-8

3대 트레이닝 - 스쿼트 편 3: 스쿼트 효과를 극대화하는 스탠스 폭과 발의 방향
McCurdy K, et al. Relationship between selected measures of strength and hip and knee excursion during unilateral and bilateral landings in women. J Strength Cond Res. 2014 Sep;28(9):2429-36.
McCaw ST, et al. Stance width and bar load effects on leg muscle activity during the parallel squat. Med Sci Sports Exerc. 1999 Mar;31(3):428-36.
Lahti J, et al. Effects of barbell back squat stance width on sagittal and frontal hip and knee kinetics. Scand J Med Sci Sports. 2019 Jan;29(1):44-54.
Dostal WF, et al. Actions of hip muscles.Phys Ther. 1986 Mar;66(3):351-61.
[도표 36] Mark Rippetoe Starting Strength: Basic Barbell Training (3rd Edition), The Aasgaard Company, 2011, Figer2-9

3대 트레이닝 - 벤치 프레스 편 1: 과학적으로 올바른 벤치 프레스의 기본 자세
《Starting Strength》(Mark Rippetoe)
Stastny P, et al. A systematic review of surface electromyography analyses of the bench press movement task. PLoS One. 2017 Feb 7;12(2):e0171632.
Bhatia DN, et al. The "bench-presser's shoulder": an overuse insertional tendinopathy of the pectoralis minor muscle. Br J Sports Med. 2007 Aug;41(8):e11.
Yamamoto N, et al. Contact between the coracoacromial arch and the rotator cuff tendons in nonpathologic situations: a cadaveric study. J Shoulder Elbow Surg. 2010 Jul;19(5):681-7.
[도표 38] Mark Rippetoe Starting Strength: Basic Barbell Training (3rd Edition), The Aasgaard Company, 2011, Figer5-7, 5-15
[도표 39] Mark Rippetoe Starting Strength: Basic Barbell Training (3rd Edition), The Aasgaard Company, 2011, Figer5-7
[도표 40] Mark Rippetoe Starting Strength: Basic Barbell Training (3rd Edition), The Aasgaard Company, 2011, Figer5-13
[도표 41] Mark Rippetoe Starting Strength: Basic Barbell Training (3rd Edition), The Aasgaard Company, 2011, Figer5-15

3대 트레이닝 - 벤치 프레스 편 2: 벤치 프레스의 성과를 높이는 아치 모양의 등과 견갑골의 움직임
《Starting Strength》(Mark Rippetoe)
Bramble DM, et al. Endurance running and the evolution of Homo. Nature. 2004 Nov 18;432(7015):345-52.
Larson SG, et al. Evolutionary transformation of the hominin shoulder. Evolutionary Anthropology 16:172-187 (2007)
Roussouly P, et al. Biomechanical analysis of the spino-pelvic organization and adaptation in pathology. Eur Spine J. 2011 Sep;20 Suppl 5:609-18.
Roach NT, et al. The effect of humeral torsion on rotational range of motion in the shoulder and throwing performance. J Anat. 2012 Mar;220(3):293-301.
[도표 42] Mark Rippetoe Starting Strength: Basic Barbell Training (3rd Edition), The Aasgaard Company, 2011, Figer5-16
[도표 43] Mark Rippetoe Starting Strength: Basic Barbell Training (3rd Edition), The Aasgaard

Company, 2011, Figer5-18
[도표 44] Mark Rippetoe Starting Strength: Basic Barbell Training (3rd Edition), The Aasgaard Company, 2011, Figer5-13

3대 트레이닝 - 데드리프트 편 1: 과학적으로 올바른 데드리프트의 기본 자세

《Starting Strength》(Mark Rippetoe)
Choe KH, et al. Hip and Knee Kinetics During a Back Squat and Deadlift. J Strength Cond Res. 2018 Oct 17.
Glassbrook DJ, A Review of the Biomechanical Differences Between the High-Bar and Low-Bar Back-Squat. J Strength Cond Res. 2017 Sep;31(9):2618-2634.
[도표 45] Mark Rippetoe Starting Strength: Basic Barbell Training (3rd Edition), The Aasgaard Company, 2011, Figer4-19
[도표 46] Mark Rippetoe Starting Strength: Basic Barbell Training (3rd Edition), The Aasgaard Company, 2011, Figer4-34
[도표 47] Mark Rippetoe Starting Strength: Basic Barbell Training (3rd Edition), The Aasgaard Company, 2011, Figer4-37
[도표 49] Mark Rippetoe Starting Strength: Basic Barbell Training (3rd Edition), The Aasgaard Company, 2011, Figer4-34
[도표 50] Mark Rippetoe Starting Strength: Basic Barbell Training (3rd Edition), The Aasgaard Company, 2011, Figer4-26

3대 트레이닝 - 데드리프트 편 2: 데드리프트의 효과를 극대화하는 리프팅 자세

《Starting Strength》(Mark Rippetoe)
Andersen V, et al. Electromyographic comparison of the barbell deadlift using constant versus variable resistance in healthy, trained men. PLoS One. 2019 Jan 22;14(1):e0211021.
[도표 51] Mark Rippetoe Starting Strength: Basic Barbell Training (3rd Edition), The Aasgaard Company, 2011, Figer4-19
[도표 52] Mark Rippetoe Starting Strength: Basic Barbell Training (3rd Edition), The Aasgaard Company, 2011, Figer4-19
[도표 53] Mark Rippetoe Starting Strength: Basic Barbell Training (3rd Edition), The Aasgaard Company, 2011, Figer4-19
[도표 54] Mark Rippetoe Starting Strength: Basic Barbell Training (3rd Edition), The Aasgaard Company, 2011, Figer4-19

운동 후: 정리 운동은 아무런 의미가 없다?

Popp JK, et al. Pre- and Post-Activity Stretching Practices of Collegiate Athletic Trainers in the United States. J Strength Cond Res. 2017 Sep;31(9):2347-2354.
Crowther F, et al. Team sport athletes' perceptions and use of recovery strategies: a mixed-methods survey study. BMC Sports Sci Med Rehabil. 2017 Feb 24;9:6.
Cairns SP, et al. Lactic acid and exercise performance : culprit or friend? Sports Med. 2006;36(4):279-91.
Stellingwerff T, et al. Nutrition for power sports: middle-distance running, track cycling, rowing, canoeing/kayaking, and swimming. J Sports Sci. 2011;29 Suppl 1:S79-89.
Barnett A, et al. Using recovery modalities between training sessions in elite athletes: does it help? Sports Med. 2006;36(9):781-96.
Van Hooren B, et al. Do We Need a Cool-Down After Exercise? A Narrative Review of the Psychophysiological Effects and the Effects on Performance, Injuries and the Long-Term Adaptive Response. Sports Med. 2018 Jul;48(7):1575-1595.
Dupuy O, et al. An Evidence-Based Approach for Choosing Post-exercise Recovery Techniques to Reduce Markers of Muscle Damage, Soreness, Fatigue, and Inflammation: A Systematic Review

With Meta-Analysis. Front Physiol. 2018 Apr 26;9:403.
Lattier G, et al. Fatigue and recovery after high-intensity exercise. Part II: Recovery interventions. Int J Sports Med. 2004 Oct;25(7):509-15.
Howell JN, et al. Muscle stiffness, strength loss, swelling and soreness following exercise-induced injury in humans.
Burke LM, et al. Postexercise muscle glycogen resynthesis in humans. J Appl Physiol (1985). 2017 May 1;122(5):1055-1067.
Takahashi T, et al. Influence of light physical activity on cardiac responses during recovery from exercise in humans. Eur J Appl Physiol Occup Physiol. 1998 Mar;77(4):305-11.
Suzuki M, et al. Effect of incorporating low intensity exercise into the recovery period after a rugby match. Br J Sports Med. 2004 Aug;38(4):436-40.

[3]

왜 근육 트레이닝에는 단백질이 필요할까?

Biolo G, et al. An abundant supply of amino acids enhances the metabolic effect of exercise on muscle protein. Am J Physiol. 1997 Jul;273(1 Pt 1):E122-9.

단백질은 근육 트레이닝 후 24시간 안에 섭취하자

Rasmussen BB, et al. An oral essential amino acid-carbohydrate supplement enhances muscle protein anabolism after resistance exercise. J Appl Physiol (1985). 2000 Feb;88(2):386-92.
Tipton KD, et al. Acute response of net muscle protein balance reflects 24-h balance after exercise and amino acid ingestion. Am J Physiol Endocrinol Metab. 2003 Jan;284(1):E76-89.
Burd NA, et al. Enhanced amino acid sensitivity of myofibrillar protein synthesis persists for up to 24 h after resistance exercise in young men. J Nutr. 2011 Apr 1;141(4):568-73.
Phillips SM. A brief review of critical processes in exercise-induced muscular hypertrophy. Sports Med. 2014 May;44 Suppl 1:S71-7.
ISSN. International Society of Sports Nutrition Position Stand: protein and exercise. J Int Soc Sports Nutr. 2017 Jun 20;14:20.

가장 질 좋은 단백질은 고기, 달걀, 우유, 콩에 들어 있다

Jackman SR, et al. Branched-Chain Amino Acid Ingestion Stimulates Muscle Myofibrillar Protein Synthesis following Resistance Exercise in Humans. Front Physiol. 2017 Jun 7;8:390.
Wolfe RR. Branched-chain amino acids and muscle protein synthesis in humans: myth or reality? J Int Soc Sports Nutr. 2017 Aug 22;14:30.
Yoon MS. mTOR as a Key Regulator in Maintaining Skeletal Muscle Mass. Front Physiol. 2017 Oct 17;8:788.
Churchward-Venne TA, et al. Leucine supplementation of a low-protein mixed macronutrient beverage enhances myofibrillar protein synthesis in young men: a double-blind, randomized trial. Am J Clin Nutr. 2014 Feb;99(2):276-86.
Reidy PT, et al. Role of Ingested Amino Acids and Protein in the Promotion of Resistance Exercise-Induced Muscle Protein Anabolism. J Nutr. 2016 Feb;146(2):155-83.
Jäger R, et al. International Society of Sports Nutrition Position Stand: protein and exercise. J Int Soc Sports Nutr. 2017 Jun 20;14:20.

최적의 단백질 섭취량은 나이, 몸무게, 운동에 따라 다르다

Moore DR, et al. Ingested protein dose response of muscle and albumin protein synthesis after resistance exercise in young men. Am J Clin Nutr. 2009 Jan;89(1):161-8.
Macnaughton LS, et al. The response of muscle protein synthesis following whole-body resistance

exercise is greater following 40 g than 20 g of ingested whey protein. Physiol Rep. 2016 Aug;4(15).
Morton RW, et al. A systematic review, meta-analysis and meta-regression of the effect of protein supplementation on resistance training-induced gains in muscle mass and strength in healthy adults. Br J Sports Med. 2018 Mar;52(6):376-384.

단백질 보충제의 효과를 뒷받침하는 과학적 근거

Tang JE, et al. Ingestion of whey hydrolysate, casein, or soy protein isolate: effects on mixed muscle protein synthesis at rest and following resistance exercise in young men. J Appl Physiol (1985). 2009 Sep;107(3):987-92
Reitelseder S, et al. Whey and casein labeled with L-[1-13C]leucine and muscle protein synthesis: effect of resistance exercise and protein ingestion. Am J Physiol Endocrinol Metab. 2011 Jan;300(1):E231-42.
Reidy PT, et al. Role of Ingested Amino Acids and Protein in the Promotion of Resistance Exercise-Induced Muscle Protein Anabolism. J Nutr. 2016 Feb;146(2):155-83.
Morton RW, et al. A systematic review, meta-analysis and meta-regression of the effect of protein supplementation on resistance training-induced gains in muscle mass and strength in healthy adults. Br J Sports Med. 2018 Mar;52(6):376-384.

단백질은 한꺼번에 많이 먹으면 소용없다

Areta JL, et al. Timing and distribution of protein ingestion during prolonged recovery from resistance exercise alters myofibrillar protein synthesis. J Physiol. 2013 May 1;591(9):2319-31.
Mamerow MM, et al. Dietary protein distribution positively influences 24-h muscle protein synthesis in healthy adults. J Nutr. 2014 Jun;144(6):876-80.
Hudson JL, et al. Effects of protein supplements consumed with meals, versus between meals, on resistance training-induced body composition changes in adults: a systematic review. Nutr Rev. 2018 Apr 25.

근육을 키우고 싶으면 자기 전에 단백질 보충제를 먹자

Beelen M, et al. Coingestion of carbohydrate and protein hydrolysate stimulates muscle protein synthesis during exercise in young men, with no further increase during subsequent overnight recovery. J Nutr. 2008 Nov;138(11):2198-204.
Groen BB, et al. Intragastric protein administration stimulates overnight muscle protein synthesis in elderly men. Am J Physiol Endocrinol Metab. 2012 Jan 1;302(1):E52-60.
Res PT, et al. Protein ingestion before sleep improves postexercise overnight recovery. Med Sci Sports Exerc. 2012 Aug;44(8):1560-9.
Snijders T, et al. Protein Ingestion before Sleep Increases Muscle Mass and Strength Gains during Prolonged Resistance-Type Exercise Training in Healthy Young Men. J Nutr. 2015 Jun;145(6):1178-84.
Trommelen J, et al. Pre-Sleep Protein Ingestion to Improve the Skeletal Muscle Adaptive Response to Exercise Training. Nutrients. 2016 Nov 28;8(12).
Trommelen J, et al. Resistance Exercise Augments Postprandial Overnight Muscle Protein Synthesis Rates. Med Sci Sports Exerc. 2016 Dec;48(12):2517-2525.
Holwerda AM, et al. Physical Activity Performed in the Evening Increases the Overnight Muscle Protein Synthetic Response to Presleep Protein Ingestion in Older Men. J Nutr. 2016 Jul;146(7):1307-14.

단백질을 많이 섭취하면 신장이 나빠진다?

Knight EL, et al. The impact of protein intake on renal function decline in women with normal renal function or mild renal insufficiency. Ann Intern Med. 2003 Mar 18;138(6):460-7.
Lin J, et al. Associations of diet with albuminuria and kidney function decline. Clin J Am Soc

Nephrol. 2010 May;5(5):836-43.
Lin J, et al. Association of dietary patterns with albuminuria and kidney function decline in older white women: a subgroup analysis from the Nurses' Health Study. Am J Kidney Dis. 2011 Feb;57(2):245-54.
Lew QJ, et al. Red Meat Intake and Risk of ESRD. J Am Soc Nephrol. 2017 Jan;28(1):304-312.
Haring B, et al. Dietary Protein Sources and Risk for Incident Chronic Kidney Disease: Results From the Atherosclerosis Risk in Communities (ARIC) Study. J Ren Nutr. 2017 Jul;27(4):233-242.
Kamper AL, et al. Long-Term Effects of High-Protein Diets on Renal Function. Annu Rev Nutr. 2017 Aug 21;37:347-369.

단백질과 탄수화물의 조합은 의미가 없다?

Escobar KA, et al. Carbohydrate intake and resistance-based exercise: are current recommendations reflective of actual need? Br J Nutr. 2016 Dec;116(12):2053-2065.
Abdulla H, et al. Role of insulin in the regulation of human skeletal muscle protein synthesis and breakdown: a systematic review and meta-analysis. Diabetologia. 2016 Jan;59(1):44-55.
Staples AW, et al. Carbohydrate does not augment exercise-induced protein accretion versus protein alone. Med Sci Sports Exerc. 2011 Jul;43(7):1154-61.
Hulmi JJ, et al. The effects of whey protein with or without carbohydrates on resistance training adaptations. J Int Soc Sports Nutr. 2015 Dec 16;12:48.
Kerksick CM, et al. International society of sports nutrition position stand: nutrient timing. J Int Soc Sports Nutr. 2017 Aug 29;14:33.

무지방우유 대신 지방이 담긴 전유를 고르자

Vliet SV, et al. Achieving Optimal Post-Exercise Muscle Protein Remodeling in Physically Active Adults through Whole Food Consumption. Nutrients. 2018 Feb 16;10(2).
Elliot TA, et al. Milk ingestion stimulates net muscle protein synthesis following resistance exercise. Med Sci Sports Exerc. 2006 Apr;38(4):667-74.
Rankin P, et al. The effect of milk on the attenuation of exercise-induced muscle damage in males and females. Eur J Appl Physiol. 2015 Jun;115(6):1245-61.

달걀은 노른자까지 통째로 먹어라

van Vliet S, et al. Consumption of whole eggs promotes greater stimulation of postexercise muscle protein synthesis than consumption of isonitrogenous amounts of egg whites in young men. Am J Clin Nutr. 2017 Oct 4. pii: ajcn159855.
Halevy O, et al. Retinoic acid induces adult muscle cell differentiation mediated by the retinoic acid receptor-alpha. J Cell Physiol. 1993 Mar;154(3):566-72.
Joy JM, et al. Phosphatidic acid enhances mTOR signaling and resistance exercise induced hypertrophy. Nutr Metab (Lond). 2014 Jun 16;11:29.
Smith GI, et al. Omega-3 polyunsaturated fatty acids augment the muscle protein anabolic response to hyperinsulinaemia-hyperaminoacidaemia in healthy young and middle-aged men and women. Clin Sci (Lond). 2011 Sep;121(6):267-78.
Clayton ZS, et al. Egg consumption and heart health: A review. Nutrition. 2017 May;37:79-85.

건강보조식품이 근육 트레이닝에 미치는 효과와 과학적 근거

Omenn GS, et al. Effects of a combination of beta carotene and vitamin A on lung cancer and cardiovascular disease. N Engl J Med. 1996 May 2;334(18):1150-5.
Manson JE, et al. Vitamin D Supplements and Prevention of Cancer and Cardiovascular Disease. N Engl J Med. 2018 Nov 10.
Kerksick CM, et al. ISSN exercise & sports nutrition review update: research & recommendations. J Int Soc Sports Nutr. 2018 Aug 1;15(1):38.

Lanhers C, et al. Creatine Supplementation and Lower Limb Strength Performance: A Systematic Review and Meta-Analyses. Sports Med. 2015 Sep;45(9):1285-1294.
Lanhers C, et al. Creatine Supplementation and Upper Limb Strength Performance: A Systematic Review and Meta-Analysis. Sports Med. 2017 Jan;47(1):163-173.
Rivers WH, et al. The action of caffeine on the capacity for muscular work. J Physiol. 1907 Aug 27;36(1):33-47.
Graham TE, et al. Caffeine and exercise: metabolism, endurance and performance. Sports Med. 2001;31(11):785-807.
Grgic J, et al. Effects of caffeine intake on muscle strength and power: a systematic review and meta-analysis. J Int Soc Sports Nutr. 2018 Mar 5;15:11.
Nissen S, et al. Effect of leucine metabolite beta-hydroxy-beta-methylbutyrate on muscle metabolism during resistance-exercise training. J Appl Physiol (1985). 1996 Nov;81(5):2095-104.
Rowlands DS, et al. Effects of beta-hydroxy-beta-methylbutyrate supplementation during resistance training on strength, body composition, and muscle damage in trained and untrained young men: a meta-analysis. J Strength Cond Res. 2009 May;23(3):836-46.
Sanchez-Martinez J, et al. Effects of beta-hydroxy-beta-methylbutyrate supplementation on strength and body composition in trained and competitive athletes: A meta-analysis of randomized controlled trials. J Sci Med Sport. 2018 Jul;21(7):727-735.
Smith AE, et al. Effects of beta-alanine supplementation and high-intensity interval training on endurance performance and body composition in men; a double-blind trial. J Int Soc Sports Nutr. 2009 Feb 11;6:5.
Kern BD, et al. Effects of β-alanine supplementation on performance and body composition in collegiate wrestlers and football players. J Strength Cond Res. 2011 Jul;25(7):1804-15.
Trexler ET, et al. International society of sports nutrition position stand: Beta-Alanine. J Int Soc Sports Nutr. 2015 Jul 15;12:30.
Ramezani Ahmadi A, et al. The effect of glutamine supplementation on athletic performance, body composition, and immune function: A systematic review and a meta-analysis of clinical trials. Clin Nutr. 2018 May 9. pii: S0261-5614(18)30173-0.

[4]

근육 트레이닝을 지속해야 하는 이유 1: 질병에 강한 몸을 만든다

Steele J, et al. A higher effort-based paradigm in physical activity and exercise for public health: making the case for a greater emphasis on resistance training. BMC Public Health. 2017 Apr 5;17(1):300.
Lemanne D, et al. The role of physical activity in cancer prevention, treatment, recovery, and survivorship. Oncology (Williston Park). 2013 Jun;27(6):580-5.
Dankel SJ, et al. Dose-dependent association between muscle-strengthening activities and all-cause mortality: Prospective cohort study among a national sample of adults in the USA. Arch Cardiovasc Dis. 2016 Nov;109(11):626-633.
Stamatakis E, et al. Does strength promoting exercise confer unique health benefits? A pooled analysis of eleven population cohorts with all-cause, cancer, and cardiovascular mortality endpoints. Am J Epidemiol. 2017 Oct 31.

근육 트레이닝을 지속해야 하는 이유 2: 수면의 질을 높인다

Kovacevic A, et al. The effect of resistance exercise on sleep: A systematic review of randomized controlled trials. Sleep Med Rev. 2017 Jul 19. pii: S1087-0792(16)30152-6.
Ohayon MM, et al. Meta-analysis of quantitative sleep parameters from childhood to old age in healthy individuals: developing normative sleep values across the human lifespan. Sleep. 2004 Nov

1;27(7):1255-73.
Walsleben JA, et al. Sleep and reported daytime sleepiness in normal subjects: the Sleep Heart Health Study. Sleep. 2004 Mar 15;27(2):293-8.
Uchida S, et al. Exercise effects on sleep physiology. Front Neurol. 2012 Apr 2;3:48.
Shioda K, et al. The effect of acute high-intensity exercise on following night sleep. J. Japanese Soc. Clin. Sports Med. 2012.
Sandercock GR, et al. Effects of exercise on heart rate variability: inferences from meta-analysis. Med Sci Sports Exerc. 2005 Mar;37(3):433-9.
Brosse AL, et al. Exercise and the treatment of clinical depression in adults: recent findings and future directions. Sports Med. 2002;32(12):741-60.
Carskadon MA, et al. Monitoring and staging human sleep. Principles and practice of sleep medicine. 5th ed. St. Louis: Elsevier Saunders; 2011. p. 16-26.

근육 트레이닝을 지속해야 하는 이유 3: 마음을 건강하게 만든다

Stubbs B, et al. An examination of the anxiolytic effects of exercise for people with anxiety and stress-related disorders: A meta-analysis. Psychiatry Res. 2017 Mar;249:102-108.
Gordon BR, et al. The Effects of Resistance Exercise Training on Anxiety: A Meta-Analysis and Meta-Regression Analysis of Randomized Controlled Trials. Sports Med. 2017 Aug 17.
Herring MP, et al. The effects of exercise training on anxiety. Am J Lifestyle Med. 2014 8 (6), 388-403.
Alvares GA, et al. Autonomic nervous system dysfunction in psychiatric disorders and the impact of psychotropic medications: a systematic review and meta-analysis. J Psychiatry Neurosci. 2016 Mar;41(2):89-104.
Chekroud SR, et al. Association between physical exercise and mental health in 1·2 million individuals in the USA between 2011 and 2015: a cross-sectional study. Lancet Psychiatry. 2018 Sep;5(9):739-746.

좋다는 것을 알면서도 근육 트레이닝을 지속하지 못하는 이유

Sperandei S, et al. Adherence to physical activity in an unsupervised setting: Explanatory variables for high attrition rates among fitness center members. J Sci Med Sport. 2016 Nov;19(11):916-920.
Bramble DM, et al. Endurance running and the evolution of Homo. Nature. 2004 Nov 18;432(7015):345-52.
Larson SG, et al. Evolutionary transformation of the hominin shoulder. Evolutionary Anthropology 16:172-187 (2007)
Liebenberg L. Persistence hunting by modern hunter-gatherers. Curr. Anthropol. 2006; 47: 1017Y26.
Lieberman DE. The Story of the Human Body: Evolution, Health and Disease. New York (NY): Pantheon, 2013, p.460.
Kelly RL. The Foraging Spectrum: Diversity in Hunter-Gatherer Lifeways. Clinton Corners (NY): Percheron Press, 2007, p. 446.
Lieberman DE, et al. Is Exercise Really Medicine? An Evolutionary Perspective. Curr Sports Med Rep. 2015 Jul-Aug;14(4):313-9. Born to Rest - Harvard Magazine

근육 트레이닝을 지속하는 기술 1: 의지력을 관리하라!

Keren G, et al. Immediacy and Certainty in Intertemporal Choice. Organizational Behavior and Human Decision Processes. 1995 Sep;63(3):287-297
Hooker SA, et al. Do Monetary Incentives Increase Fitness Center Utilization? It Depends. Am J Health Promot. 2018 Mar;32(3):606-612.
Baumeister R, et al. The strength model of self-control. Current Directions in Psychological Science. 200716, 351-355.

Hagger MS, et al. Ego depletion and the strength model of self-control: a meta-analysis. Psychol Bull. 2010 Jul;136(4):495-525.

근육 트레이닝을 지속하는 기술 2: 마시멜로 실험을 응용하자!

Mischel W, et al. Attention in delay of gratification. Journal of Personality and Social Psychology. 1970 16, 329-337
Moffitt TE, et al. A gradient of childhood self-control predicts health, wealth, and public safety. Proc Natl Acad Sci U S A. 2011 Feb 15;108(7):2693-8.
Gollwitzer PM, et al. Implementation Intentions and Goal Achievement: A Meta-Analysis of Effects and Processes. Advances in Experimental Social Psychology. 2006 38(6)

근육 트레이닝을 지속하는 기술 3: 뇌를 해킹하라

Cheval B, et al. Behavioral and Neural Evidence of the Rewarding Value of Exercise Behaviors: A Systematic Review. Sports Med. 2018 Jun;48(6):1389-1404.
Takakusaki K, et al. Basal ganglia efferents to the brainstem centers controlling postural muscle tone and locomotion: a new concept for understanding motor disorders in basal ganglia dysfunction. Neuroscience. 2003;119(1):293-308.

과학적으로 올바른

최강의 근육 트레이닝

초판 1쇄 발행 2020년 8월 25일
초판 2쇄 발행 2023년 1월 19일

지은이 안노 다쿠마사
옮긴이 조해선
펴낸이 김영조
콘텐츠기획팀 정은아, 김희현
디자인팀 정지연
마케팅팀 김민수, 구예원
제작팀 김경묵
경영지원팀 정은진
펴낸곳 싸이프레스
주소 서울시 마포구 양화로7길 44, 3층
전화 (02)335-0385/0399
팩스 (02)335-0397
이메일 cypressbook1@naver.com
홈페이지 www.cypressbook.co.kr
블로그 blog.naver.com/cypressbook1
포스트 post.naver.com/cypressbook1
인스타그램 싸이프레스 @cypress_book
싸이클 @cycle_book
출판등록 2009년 11월 3일 제2010-000105호

ISBN 979-11-6032-099-2 03510

이 도서의 국립중앙도서관 출판예정도서목록(CIP)은 서지정보유통지원시스템 홈페이지(http://seoji.nl.go.kr)와 국가자료종합목록 구축시스템(http://kolis-net.nl.go.kr)에서 이용하실 수 있습니다. (CIP제어번호 : CIP2020031223)